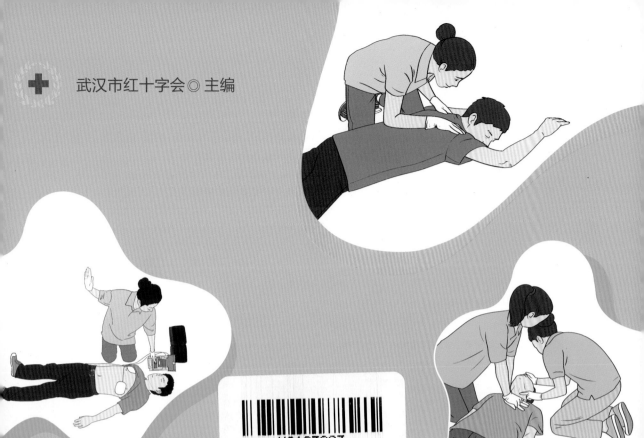

武汉市红十字会◎主编

应急救护
培训教程

华中科技大学出版社
http://www.hustp.com
中国·武汉

内 容 简 介

本书内容包括心肺复苏,创伤救护(止血、包扎、骨折固定、搬运等),晕厥、癫痫、电击伤、中暑、淹溺等常见急症与意外伤害的处理,爆炸、踩踏等突发事件的紧急应对抢救处置等。

本书是一本较为实用的急救用书,是第七届世界军人运动会志愿者救护培训教材,可供从事急救临床、教学等工作人员参考,也对广大读者学习急救知识具有极强的指导性。

图书在版编目(CIP)数据

应急救护培训教程/武汉市红十字会主编.—武汉:华中科技大学出版社,2019.8(2024.8重印)
ISBN 978-7-5680-5567-3

Ⅰ.①应… Ⅱ.①武… Ⅲ.①急救-技术培训-教材 Ⅳ.①R459.7

中国版本图书馆 CIP 数据核字(2019)第 174279 号

应急救护培训教程 武汉市红十字会 主编
Yingji Jiuhu Peixun Jiaocheng

策划编辑:蔡秀芳
责任编辑:余 琼 毛晶晶
封面设计:廖亚萍
责任校对:王亚钦
责任监印:周治超
出版发行:华中科技大学出版社(中国·武汉) 电话:(027)81321913
        武汉市东湖新技术开发区华工科技园 邮编:430223
录 排:华中科技大学惠友文印中心
印 刷:武汉市洪林印务有限公司
开 本:787mm×1092mm 1/16
印 张:6.5
字 数:130 千字
版 次:2024 年 8 月第 1 版第 7 次印刷
定 价:29.80 元

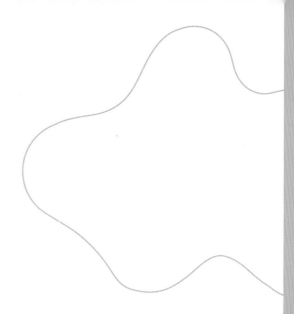

编　　委　　会

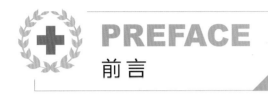

PREFACE
前言

　　100多年前,红十字运动起源于战地救护。从此,应急救护就一直是各国红十字会和红新月会的传统业务和核心工作。《国务院关于促进红十字事业发展的意见》(国发〔2012〕25号)将应急救护工作列为红十字会的一项重要工作任务。2017年修订的《中华人民共和国红十字会法》,赋予各级红十字会"开展应急救护培训,普及应急救护、防灾避险和卫生健康知识,组织志愿者参与现场救护"的职责。

　　我国是世界上自然灾害较为严重的国家之一,灾害种类多、分布地域广、发生频率高。日常生活中各种事故、突发疾病等也严重威胁着人们的生命和健康。公众树立正确的急救意识,掌握基本的急救技能和必备的急救常识,可以有效地提高自救互救和逃生避险的能力。当生命受到威胁时,经过培训的群众在事发现场,可以由"第一目击者"变为"第一施救者",可在专业人员没有到来的"抢救真空"时段内,正确处理伤情,采取科学、有效的措施,挽救生命,减轻痛苦、减少伤残。

　　武汉市红十字会在应急救护培训方面做出了诸多努力。一方面,武汉市红十字会培训中心拥有一批具备中高级职称和丰富教学经验的专业师资队伍,采用集科普性、实用性、趣味性于一体的教学模式,对重点行业和人群开展救护知识培训。另一方面,其发挥媒体优势,通过多种喜闻乐见的形式向市民推广应急救护培训知识。

　　编写本书是希望通过图书这种载体,向市民传递正确的急救知识,努力扩大受众人群,营造人人学急救,急救为人人的社会氛围。尤其恰逢第七届世界军人运动会在武汉成功举办,红十字会在"传军人荣耀、筑世界和平"中发挥积极作用。作为军人运动会志愿服务者救护培训教材,本书旨在为提升赛会志愿者培训质量贡献一份力量。

　　本书秉承传承和创新的编写原则,编写中我们立足于基本理论、基本知识、基本技能的传承不变。内容包括心肺复苏,止血、包扎、骨折固定、搬运等创伤救护,常见急症与意外伤害以及突发事件的处理等。同时,为增加读者对新知识的学习兴趣,本书配有大量精美的手绘插图,使全书生动、活泼。此外,本书将传统书稿与数字资源相结合,以扫描二维码形式帮助读者在移动终端共享优质配套视频资源,尽可能帮助读者缩短学习曲线,提高操作技能。

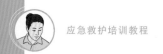

在编写过程中，各位编委辛勤劳动、通力合作，为本书顺利编写完成提供了可能，在此表示诚挚的谢意！

由于编者水平有限，书中难免存在不足之处，欢迎广大读者批评指正。

编　者

CONTENTS
目录

第五章

突发事件的处理　　　　　　　　　　　　　　　　91

参考文献　　　　　　　　　　　　　　　　　　　93

第一章

关于应急救护

> 救护员需在保证自身安全的情况下,在各种环境中都能冷静采取救护措施,在专业人员到达现场之前及时实施应急救护。我们不仅要学习培训课程,同时也应注重实际救护能力的培养,定期反复练习以提高应急救护技能的实际运用能力。

第一节 应急救护的意义

在突发伤病或灾害事故现场,在专业人员到达前,为伤员提供初步、及时、有效的现场救护措施。在最短时间内快速实施最有效的现场急救措施,达到挽救生命、防止伤病恶化、促进身心康复的目的,经过培训的救护员在专业人员到达现场前及时、准确实施现场急救对减少伤残和降低死亡率意义重大。

第二节 应急救护原则和程序

确认现场和自身安全、迅速判断伤员伤病情况、寻求他人帮助、及时拨打急救电话,沉着、正确地救护伤员是救护员要完成的任务。

在防止自己受到伤害和感染的同时,在伤员较多时分清伤员轻重缓急,先后进行合理急救,危重伤员不宜移动。要认真倾听伤员诉说,平稳对话安慰,告知伤员救护步骤。寻求帮助,明确而简短地下达拨打急救电话等合作指令。遵守这些基本原则,并实施以下应急救护程序。

判断现场环境是否安全。初步检查和评估伤员的伤情(表 1-1):检查反应、检查气道、检查呼吸、检查循环、检查清醒程度、充分暴露和保护受伤部位。及时拨打急救电话:

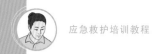

简短说明伤员所在地点、伤员人数和年龄、受伤时间和原因、伤员表现、联系电话和姓名等。

表 1-1　正常生命体征表

伤员	呼吸（每分钟）	脉搏（每分钟）	体温（腋测法）	血压
成人（12岁及以上）	12～20 次	60～100 次	36～37 ℃	收缩压 90～139 mmHg 舒张压 60～89 mmHg
儿童（1～12岁）	16～30 次	80～120 次	36～37 ℃	不同年龄血压公式 收缩压＝80＋年龄×2
婴儿（1岁以下）	20～40 次	120～140 次	36～37 ℃	舒张压＝2/3 收缩压

现场应急救护流程图见图 1-1。

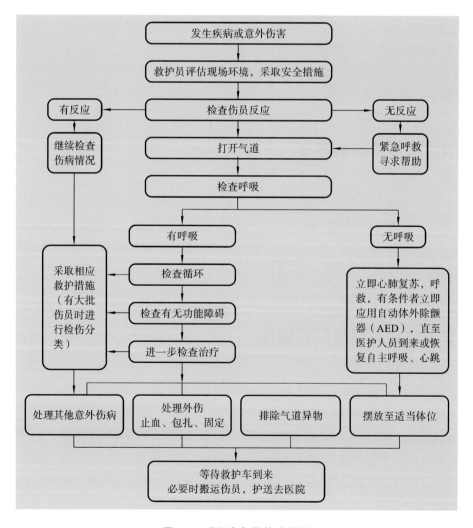

图 1-1　现场应急救护流程图

第二章

心肺复苏

心肺复苏(CPR)是最基本和最重要的抢救呼吸、心搏骤停者生命的医学方法，通过徒手 CPR 维持人工循环、呼吸和纠正心律失常。心脏急症是发生心搏骤停最常见的原因，许多意外伤害如电击伤、溺水、中毒、严重创伤等都可导致呼吸、心搏骤停，一旦发生必须争分夺秒现场对伤员进行 CPR，伤员才有可能生还。

第一节　心肺复苏生存链

生存链由早期识别求救、早期 CPR、早期电除颤、早期高级生命支持、心搏骤停后综合救治共五个环节组成(图 2-1)。第一、二个环节最关键，后两个环节由专业急救人员施行或在医院进行。第三个环节可由受过急救培训的人员使用 AED 现场实施电除颤。

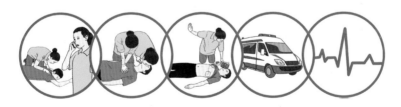

图 2-1　生存链图

第二节　基础生命支持

对心跳、呼吸停止的判断，向应急救援医疗服务体系(EMSS)求救，实施基本循环、呼吸支持和电除颤等一系列复苏措施，称为基础生命支持。心肺复苏(CPR)所说的 A、B、

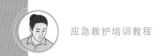

C、D,即 A:开放气道,B:人工呼吸,C:循环支持,D:电除颤。救护员首先对伤员有无反应、意识、呼吸和循环体征做出基本判断。如果现场有 2 名救护员,1 名立即实施 CPR,另 1 名向 EMSS 求救。

一、识别判断和呼救

准确地判断伤员心跳、呼吸停止需要救护员具有迅速反应能力,判断要快而准,一般不少于 5 秒,不超过 10 秒。经过判断,伤员无意识、无反应、无呼吸(或叹息样呼吸),立即将伤员置于心肺复苏体位(仰卧位),按照 C—A—B 顺序实施 CPR。确定事发地点安全应就地实施 CPR 抢救。判断成人意识方法:现场救护员在伤员身旁,轻拍伤员双侧肩膀并大声呼喊"你怎么啦?"伤员无动作或应声,可判断为无反应、无意识,以此快速判断其有无损伤和反应(图 2-2)。判断婴儿意识方法:拍击足底以观察其反应(图 2-3)。

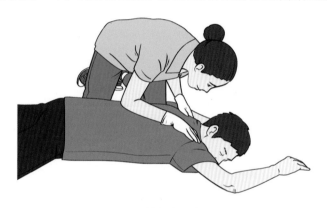

图 2-2　判断成人意识图

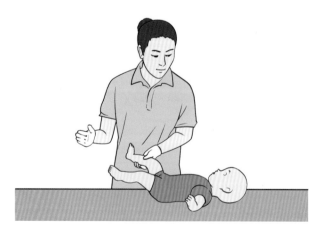

图 2-3　判断婴儿意识图

判断伤员无反应、无意识、无呼吸(或叹息样呼吸)后,如果伤员是成人且现场只有自己一人,要先拨打急救电话向 EMSS 求救。如果为溺水或其他窒息原因所致心搏骤停的伤员,应先立即进行2分钟约5组CPR的急救后,再拨打急救电话。现场有2名以上救护员时,可一人打电话,另一人立即实施CPR。

二、心肺复苏体位

经判断伤员无反应、无呼吸或呼吸异常,在实施CPR之前应将伤员置于复苏体位。对怀疑颈椎受伤的伤员,翻转身体时要注意使其头、颈、背部在一条轴线上保持一致转动,以确保脊髓不受损伤。救护员位置见图2-4。

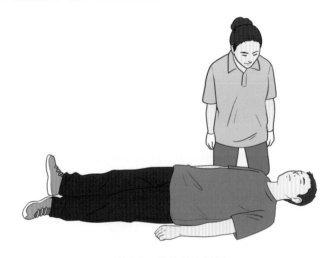

图2-4 救护员位置图

发现伤员是俯卧位或其他不宜施救体位,救护员应在伤员一侧将其双上肢向头部方向伸直(图2-5),将对侧小腿放于同侧小腿上,呈交叉状(图2-6),再用一只手托住伤员后头颈部,另一只手放置其对侧腋下(图2-7),使伤员整个身体转向救护员一侧(图2-8),并置于仰卧位后,放置其上肢于身体两侧(图2-9),即为心肺复苏体位。

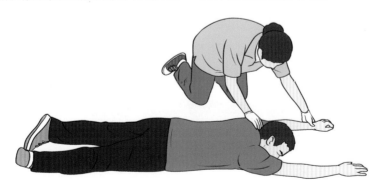

图2-5 双上肢向上伸直图

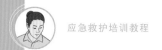

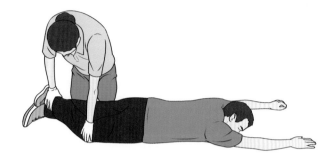

图 2-6　对侧小腿放于同侧小腿上图

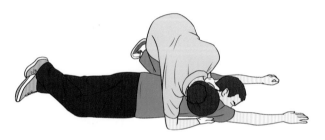

图 2-7　一只手保护头颈部,另一只手放置其对侧腋下图

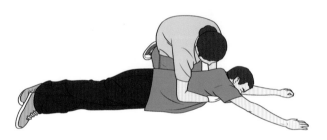

图 2-8　翻转身体图

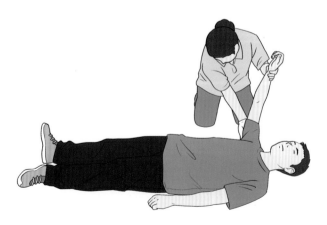

图 2-9　上肢放于身体两侧图

扫码看视频

第三节　徒手心肺复苏术

一、徒手心肺复苏的步骤

救护员应牢记 CPR 顺序和基本要求。

（1）胸外心脏按压：如果救护员判断伤员无反应、无呼吸或呼吸异常，先将伤员置于心肺复苏体位后，进行 30 次胸外心脏按压（图 2-10），再开放气道。

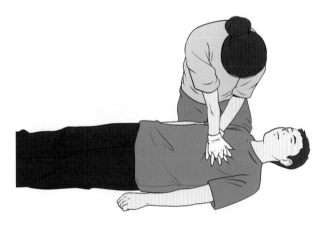

图 2-10　胸外心脏按压

（2）开放气道：检查伤员口中有无异物，如有异物将其取出，用仰头举颏法打开气道，使伤员下颌角、耳垂连线与地面垂直（图 2-11）。

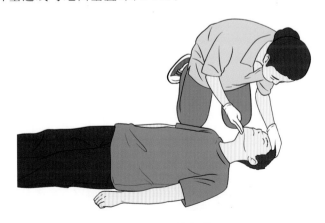

图 2-11　开放气道

（3）人工呼吸：开放气道后，对伤员进行人工呼吸（图 2-12）。

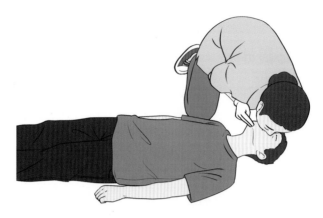

图 2-12　人工呼吸

（4）反复胸外心脏按压和人工呼吸：胸外心脏按压 30 次，人工呼吸 2 次，反复操作（图 2-13）。

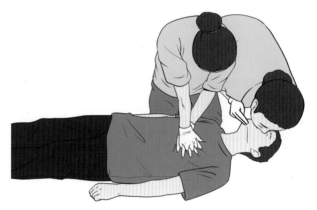

图 2-13　反复胸外心脏按压和人工呼吸

（5）五组 CPR 后，检查呼吸、脉搏，时间不超过 10 秒（图 2-14）。

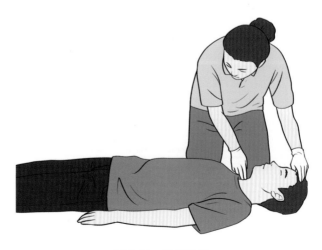

图 2-14　检查脉搏

（6）如果未恢复呼吸、心跳，要继续重复 CPR，尽量减少胸外心脏按压停顿时间。

（7）如果自动体外除颤器（AED）送到现场，应立即使用 AED 进行电除颤（图 2-15）。

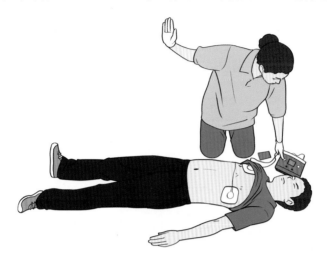

图 2-15　电除颤

停止徒手心肺复苏的条件：自主呼吸及心跳恢复、医务人员到现场接替、现场救护环境危险需转移。

简化的成人基础生命支持（BLS）流程图见图 2-16，心肺复苏流程图见图 2-17。

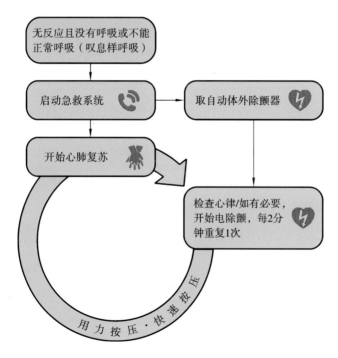

图 2-16　简化的成人 BLS 流程图

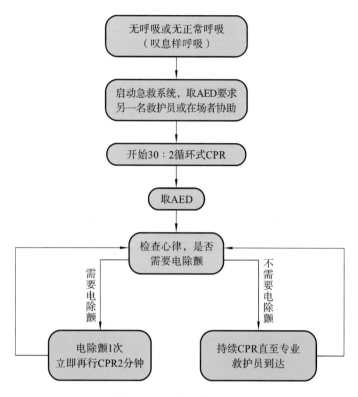

图 2-17　心肺复苏流程图

二、徒手心肺复苏的操作技术要点

（一）胸外心脏按压

1. 检查脉搏

现场救护员如发现伤员无反应、无自主呼吸可立即进行 CPR。现场可以先检查脉搏，时间不少于 5 秒但不超过 10 秒，不确定有无脉搏也要立即进行 CPR。检查方法：伤员仰头后，救护员一只手按住前额，另一只手食指和中指并拢找到喉结，两指下滑到气管与颈侧肌肉之间沟内看是否可触摸到颈动脉搏动（图 2-18）。

2. 成人胸外心脏按压

胸外心脏按压可使血液流向身体的各重要器官，同时人工呼吸，增加血液流动和氧气交换，为脑和其他重要器官提供充足氧气。

有效胸外心脏按压注意点：必须快速、有力，只有这样才能保证组织器官的血液灌注。成人按压标准：按压频率 100～120 次/分；按压深度 5～6 cm；尽量避免中断按压，每次按压后胸廓完全恢复，按压与放松的时间大致相等，同时避免过度通气。

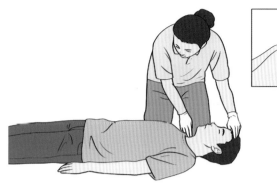
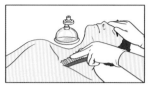
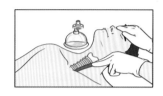

图 2-18　检查颈动脉搏动图

（1）确定按压部位。

方法一：两乳头连线法。两乳头连线的中点即为按压部位（图 2-19）。

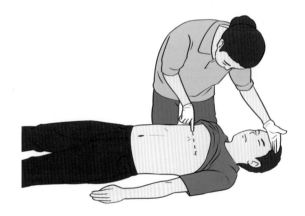

图 2-19　两乳头连线法确定按压部位

方法二：滑行法。一只手食指沿伤员肋下缘向上滑行至两肋弓交汇处，食指与中指并拢，另一只手的手掌根部靠拢这只手食指置于伤员胸部，使掌根与胸骨下半部位重合（图 2-20）。

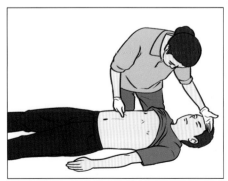
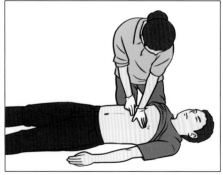

图 2-20　滑行法确定按压部位

（2）按压手势——双手十指紧扣：一只手的手掌紧贴在伤员胸壁，另一只手的手掌重叠放在此手背上，手掌根部长轴与胸骨长轴确保一致，有力压在胸骨上（图2-21）。

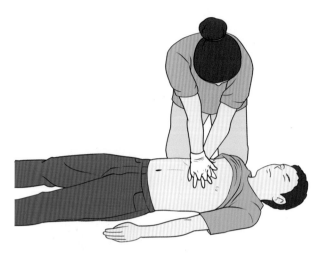

图2-21　按压手势

（3）垂直按压：肘关节伸直，上肢呈直线，双肩位于手正上方，保证每次按压方向与胸骨垂直（图2-22）。

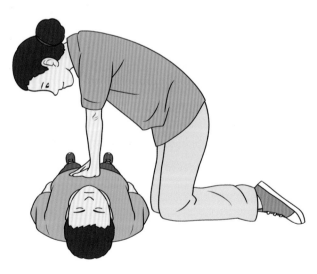

图2-22　垂直按压

（4）按压深度：体型正常的伤员，按压胸壁下陷幅度至少5 cm。可根据伤员体型大小增、减按压深度，理想效果是按压后可触摸到颈动脉或股动脉搏动。

（5）按压次数：每次按压后，放松使胸廓恢复到按压前位置，血液在此期间可回流到心脏，放松时双手紧贴胸壁不离开。连续按压30次，按压过程中始终保持双手位置固定不变，并减少冲击避免骨折。

（6）按压频率：100～120 次/分。

（7）按压效果：按压与放松比为 1：1，可产生脑和冠状动脉的有效灌注压。只有按标准进行按压才能达到理想效果。不愿做口对口呼吸时，最初 6～12 分钟可进行单纯胸外心脏按压，不要错过抢救时机。

3. 单人和双人 CPR

单人 CPR：

（1）判断意识，拍打伤员双肩并大声呼喊，确定伤员有无反应、有无呼吸或异常呼吸。

（2）及时向 EMSS 求救。

（3）将伤员置于心肺复苏体位，仰卧在坚硬平面上。

（4）对无呼吸或有异常呼吸的伤员进行胸外心脏按压 30 次。

（5）观察、清除伤员口中异物。

（6）仰头举颏法打开气道。

（7）口对口吹气 2 次，以 30：2 的按压/通气值进行 5 组 CPR，重新评价：伤员自主呼吸、心跳是否已经恢复，抢救是否有效；CPR 操作 30 分钟以上仍无意识、无自主呼吸、心跳一直未恢复，心电图波形一直是直线，提示抢救无效。

（8）如伤员无反应、有呼吸、无脊柱损伤，将其置于恢复体位，保持气道通畅，随时观察生命体征。

双人 CPR：

（1）操作方法：一人位于伤员身旁，按压胸部，另一人位于伤员头旁侧，保持气道通畅，监测颈动脉搏动，评价按压效果，并进行人工呼吸，按压频率为 100～120 次/分，按压/通气为 30：2，两人可互换操作（图 2-23、图 2-24）。

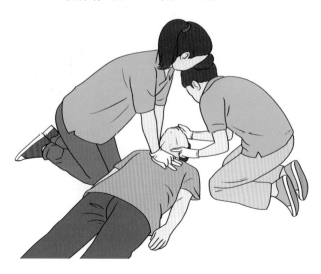

图 2-23　双人 CPR 图（一）

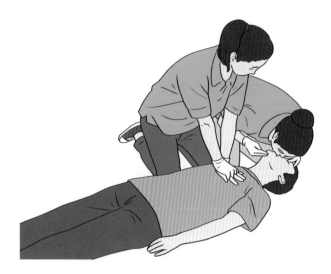

图 2-24　双人 CPR 图（二）

（2）再评价：先进行 2 分钟的按压和通气，然后停止按压进行检查，检查时间不超过 10 秒。救护员必须监护伤员情况，以评价急救效果，进行通气的救护员负责监护呼吸和循环体征。一人做胸外心脏按压期间，另一人负责检查颈动脉搏动，以确定伤员是否恢复自主呼吸和循环。

4. 儿童 CPR

操作步骤：呼叫判断有无意识、呼吸（图 2-25）；无意识、无呼吸或有异常呼吸者，先进行 2 分钟 CPR，再向 EMSS 求救，然后继续 CPR。要点：按压/通气为 30∶2，每次按压后使胸廓充分复位，进行 5 组 CPR 评估一次效果。

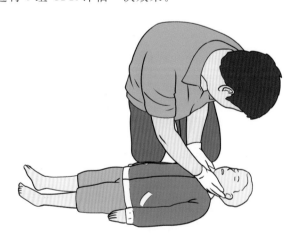

图 2-25　判断儿童意识图

儿童 CPR 流程：

（1）开放气道：采用仰头举颏法打开气道，下颌角与耳垂连线与平卧面成 60°角，观察和清除口腔异物。

（2）胸外心脏按压：按压部位为胸骨下 1/2 处（图 2-26），采用单手掌根或双手掌根按压（图 2-27、图 2-28），频率为 100～120 次/分，按压深度至少为胸廓前后径的 1/3，每次按压后使胸廓复位。

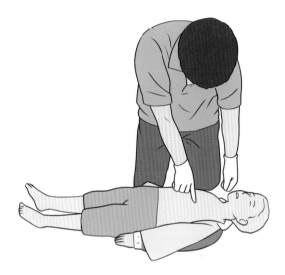

图 2-26　儿童胸外心脏按压部位图

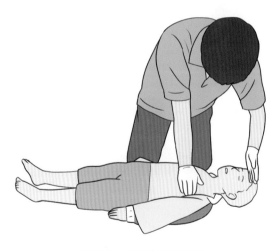

图 2-27　单手掌根按压图

（3）人工呼吸：口对口或气囊-面罩人工通气（图 2-29），每次通气时间约 1 秒，可见胸廓起伏。

5. 婴儿 CPR

操作步骤：用手拍打婴儿足底或足跟，判断有无意识或反应（图 2-30），判断有无呼吸；无意识、无呼吸或有异常呼吸，先进行 2 分钟 CPR，按压/通气为 30：2，每次按压后胸廓充分复位，进行 5 组 CPR 评估一次效果；再向 EMSS 求救，然后继续 CPR。

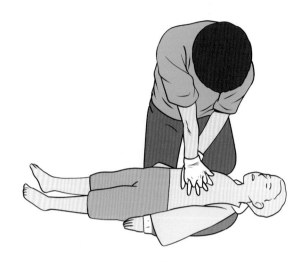

图 2-28   双手掌根按压图

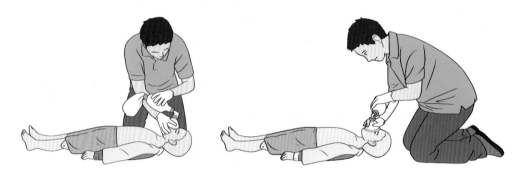

图 2-29   气囊-面罩人工通气图

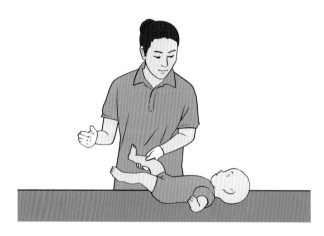

图 2-30   判断婴儿意识图

婴儿 CPR 流程：

（1）用仰头举颏法开放气道，不要过度后仰头部，下颌角与耳垂连线须与平卧面成30°角，观察和清除口腔异物（图 2-31）。

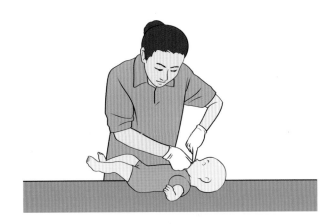

图 2-31　清除口腔异物图

（2）胸外心脏按压部位为紧贴胸部正中乳头连线下方水平（图 2-32），双指按压（图 2-33），频率至少 100 次/分，按压深度至少为胸廓前后径的 1/3，每次按压后使胸廓复位。按压/通气，新生儿为 30：1，婴儿为 30：2。

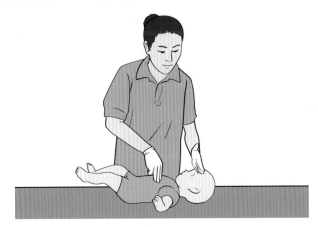

图 2-32　婴儿胸外心脏按压部位图

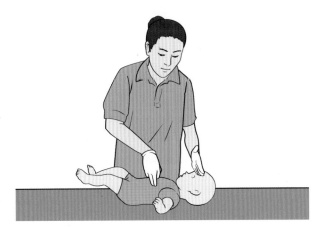

图 2-33　双指垂直向下按压图

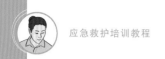

（3）用口对口鼻或气囊-面罩人工呼吸，每次通气 1 秒，可见到胸廓起伏（图 2-34）。2 分钟 CPR 后评估一次复苏效果。

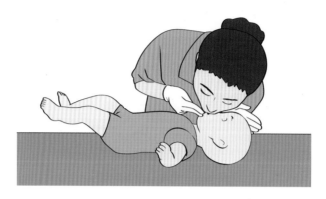

图 2-34　口对口鼻人工呼吸图

6. 成人、儿童、婴儿 CPR 标准对比

成人、儿童、婴儿 CPR 标准对比见表 2-1。

表 2-1　成人、儿童、婴儿 CPR 标准对比

分类\\项目	成人（青春期以后）	儿童（1～12 岁）	婴儿（出生至 1 周岁）
判断意识	轻拍双肩、呼喊	轻拍双肩、呼喊	拍打足底
检查呼吸	确认没有呼吸或没有正常呼吸（叹息样呼吸）	没有呼吸或只是叹息样呼吸	
检查脉搏	检查颈动脉	检查颈动脉	检查肱动脉
	仅限医务人员，检查时间不超过 10 秒		
胸外心脏按压 — CPR 步骤	C—A—B	A—B—C 此步骤亦适用于淹溺者	
胸外心脏按压 — 按压部位	胸部两乳头连线的中点（胸骨下 1/2 处）		胸部正中乳头连线下方水平
胸外心脏按压 — 按压方法	双手掌根重叠	单手掌根或双手掌根重叠	中指、无名指（两个手指）或双手环抱双拇指按压
胸外心脏按压 — 按压深度	至少 5 cm	至少为胸廓前后径的 1/3	至少为胸廓前后径的 1/3
胸外心脏按压 — 按压频率	100～120 次/分 即最少每 18 秒按 30 次，最多每 15 秒按 30 次		
胸外心脏按压 — 胸廓反弹	每次按压后即完全放松，使胸壁充分恢复原状，使血液回心		
胸外心脏按压 — 按压中断	尽量避免中断胸外心脏按压，应把每次中断的时间控制在 10 秒以内		

续表

项目 分类		成人（青春期以后）	儿童（1～12岁）	婴儿（出生至1周岁）
人工呼吸	开放气道	头后仰成90°角	头后仰成60°角	头后仰成30°角
	吹气方式	口对口或口对鼻		口对口鼻
	吹气量	胸廓略隆起		
	吹气时间	吹气持续约1秒		
按压/通气		30∶2	30∶2	30∶2（新生儿30∶1）

（二）开放气道

伤员意识丧失时,易造成气道梗阻,如无头颈创伤可采用仰头举颏法打开气道,怀疑有头颈部损伤时应避免头颈部过度后仰,不采用仰头举颏法,可用托颌法。

1. 仰头举颏法

一只手放在伤员前额,用手掌小鱼际部位反额头用力向后推,使头部后仰,另一只手的手指放在下颌骨处,控制好力度使下颌向上抬起,勿用力压迫下颌部软组织,避免造成气道梗阻(图 2-35)。

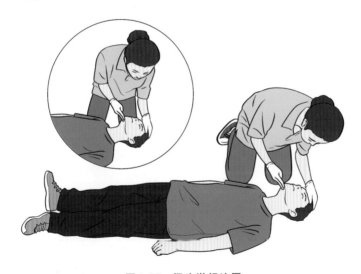

图 2-35 仰头举颏法图

2. 托颌法

双手放于伤员头部两侧,肘部支撑在伤员躺卧的平面上,握紧下颌角,用力向上托下颌,如伤员紧闭双唇,可用拇指将口唇分开。如果需要可口对口进行人工呼吸。对怀疑有头颈部创伤的伤员,用此法可保护颈椎安全(图 2-36)。

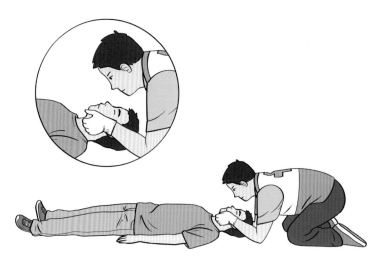

图 2-36　托颌法图

（三）人工呼吸

开放气道后，观察胸部有无起伏，一旦确定无呼吸或有异常呼吸，可判断为呼吸骤停，应立即进行人工呼吸。有条件时可使用人工呼吸面罩。采用人工呼吸时，每次通气必须使伤员肺脏充分膨胀，可见到胸廓上抬，每次通气时间应持续约 1 秒，连续 2 次通气。

1. 口对口人工呼吸

要确保伤员气道开放通畅，救护员用手捏住伤员鼻孔，防止漏气，用口把伤员口唇完全罩住，呈密封状，缓慢吹气，每次吹气应持续约 1 秒，确保通气时可见到胸廓起伏。吹气不可过快或过度用力，充分打开气道，400 mL 潮气量即可（图 2-37）。

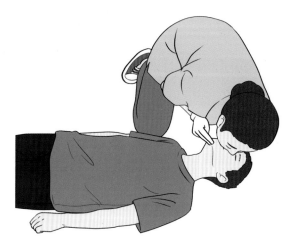

图 2-37　口对口人工呼吸图

2. 口对鼻人工呼吸

适用于牙关紧闭、口唇创伤等无法进行口对口人工呼吸的伤员，尤其适用于淹溺者现场急救。救护员将一只手置于伤员前额并后推，另一只手抬下颏，使口唇紧闭。用嘴封住伤员鼻子，让气体自动排出（图 2-38）。

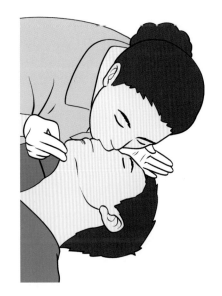

图 2-38　口对鼻人工呼吸图

3. 口对面罩呼吸

利用透明、有单向阀门的面罩，救护员将气吹入伤员肺内，用双手将面罩贴紧伤员面部，闭合性好，通气效果就好。头位法：救护员位于伤员头顶部，适用于心搏骤停伤员，可见胸廓起伏，托下颌时多用此法（图 2-39）。侧位法：仰头举颏法时可用此法，在 CPR 同时用。

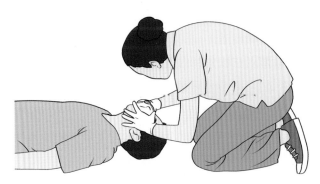

图 2-39　口对面罩呼吸头位法图

4. 球囊-面罩通气

使用球囊-面罩时，挤压 1 L 成人球囊 1/2 量通常可提供足够的潮气量（图 2-40）。

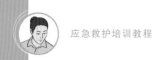

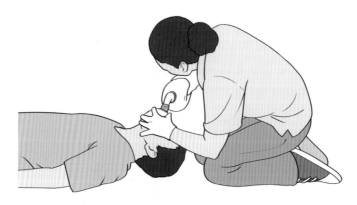

图 2-40　球囊-面罩通气法图

第四节　自动体外除颤器

扫码看视频

一、概述

　　心搏骤停发生后,由于血液循环停止,全身各个脏器的血液供应在数十秒内完全中断,迅速使患者处于临床死亡阶段。患者如在数分钟内得不到正确、有效的抢救,病情将进一步发展至不可逆转的生物学死亡。

　　早期电除颤对救治心搏骤停的患者至关重要,因为:

　　(1) 心搏骤停者最常见的心律失常是心室颤动(室颤)或无脉性室速。

　　(2) 室颤的严重后果是心搏骤停。

　　(3) 治疗室颤最有效的方法是电除颤。

　　(4) 成功除颤的机会转瞬即逝。

　　(5) 未及时进行电除颤者在数分钟内就可能出现心脏停搏。

　　早期电除颤是"生存链"各环节中可能提高生存率的有效手段,对增加院前心搏骤停患者的生存机会起到关键作用。室颤后每延迟电除颤 1 分钟,其死亡率会增加 7%～10%。在人口稠密的社区和人员活动量大的场所,装备自动体外除颤器(AED),并培训现场急救人员使用,对挽救心搏骤停患者的生命意义重大。

二、自动体外除颤器

　　AED 包括自动心脏节律分析系统和电击咨询系统,可自动发出实施电击的指令,由操作者按"SHOCK"键完成电除颤（图 2-41）。AED 只适用于无反应、无呼吸和无循环体征的室颤或无脉性室速患者。AED 是在极短时间内发放大量电流经过心脏，以终止心脏所有不规则、不协调的活动，使心脏电流正常化。

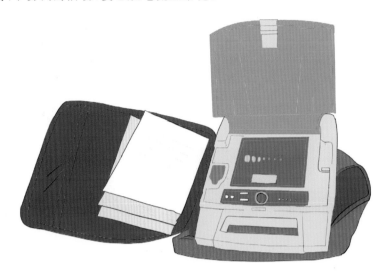

图 2-41　自动体外除颤器

三、自动体外除颤器的使用操作

（1）打开电源开关，按语音提示操作。

（2）AED 电极片安置部位：电极片的安放关系到电除颤的效果，心尖部电极应安放在左腋前线之后第五肋间处，另一片电极放置在胸骨右缘、锁骨之下（图 2-42）。婴儿及儿童使用 AED 时应采取具有特殊电极片的 AED，安放电极片的部位可在左腋前线之后第五肋间处，以及胸骨右缘、锁骨之下，也可在胸前正中及背后左肩胛骨处。

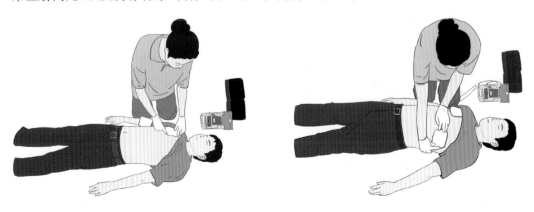

图 2-42　电极片安放位置图

（3）救护员用语言示意周边人都不要接触患者（图 2-43），等候 AED 分析心律是否需要电除颤。

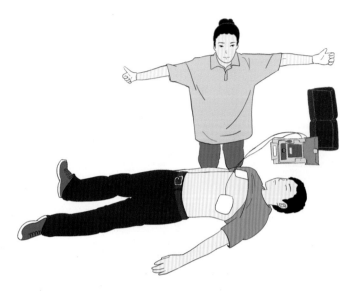

图 2-43　示意躲开患者

（4）救护员得到需要电除颤的信息后，等待充电，确定所有人员未接触患者，准备电除颤（图 2-44）。

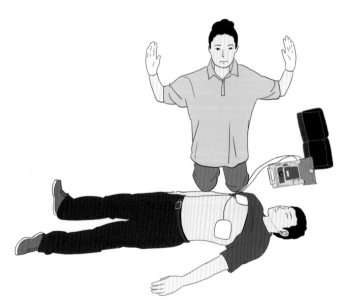

图 2-44　准备除颤图

（5）按相应按钮行电除颤（图 2-45）。

（6）继续 CPR 2 分钟后，再分析心律。

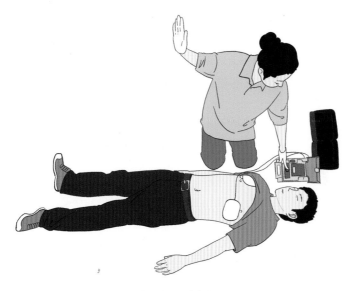

图 2-45　除颤图

第五节　气道异物梗阻急救方法

扫码看视频

气道异物梗阻多发生在进食过程中,非食物原因也很多见,婴幼儿和老年人多发。气道异物梗阻是一种急症,如不及时救治,数分钟内即可导致窒息甚至死亡。

一、判断和急救原则

(一)判断和识别气道异物梗阻是急救成功的关键

伤员表现:突然的剧烈呛咳、反射性呕吐、声音嘶哑、呼吸困难、发绀,常常不由自主地以一只手紧贴于颈前喉部,摆出 V 形的典型手势(图 2-46)。

完全性气道异物梗阻:较大的异物堵住喉部、气道处,伤员面色灰暗、发绀、不能说话、不能咳嗽、不能呼吸、昏迷倒地、窒息,呼吸停止。如果不能及时解除梗阻,伤员将丧失意识,甚至很快发生死亡。

不完全性气道异物梗阻:伤员有咳嗽、喘气或咳嗽微弱无力,呼吸困难,张口吸气时可以听到异物冲击性的高啼声,面色青紫,皮肤、甲床和口腔黏膜发绀。救护员不宜干扰伤员自行排除异物的努力,应该守护在伤员身旁监护伤员,如不能排除应迅速向 EMSS 求救。

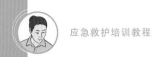
应急救护培训教程

（二）急救原则

首先询问和示意伤员:你被卡住了吗? 需要我救助吗? 意识清楚的伤员会点头同意实施救治(图 2-47)。救护员在现场尽快呼救寻求帮助,拨打急救电话。

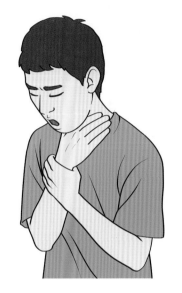
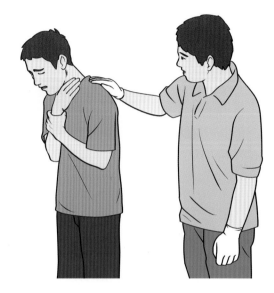

图 2-46   V 形手势图   图 2-47   询问伤员图

1. 成人和大于 1 岁儿童的现场急救

有轻度气道异物梗阻症状者:鼓励继续咳嗽,不要马上进行叩击背部、按压胸部和挤压腹部等损伤性治疗,可严密观察是否发生严重的呼吸道梗阻。

有严重气道异物梗阻症状,但意识清楚者:进行背部叩击法解除梗阻,最多 5 次;如果 5 次拍背不能解除气道异物梗阻,改用腹部冲击法(Heimlich 法)5 次。如果梗阻仍没有解除,继续交替进行 5 次背部叩击。检查每次拍背及腹部冲击是否解除了气道异物梗阻。如解除了可不做满 5 次。

失去意识者:应支撑住失去意识的伤员,小心地将其平放在地上;立即呼叫 EMSS;并现场进行 CPR。

2. 婴儿(1 岁以下)的现场急救

轻度气道异物梗阻症状者:暂时不做治疗,继续观察症状变化。积极拍背和胸外心脏按压治疗可能引起潜在的严重并发症和使气道异物梗阻恶化。

有严重气道异物梗阻症状,但意识清楚者:应进行背部叩击法解除梗阻,最多 5 次;如果 5 次背部叩击不能解除气道异物梗阻,改用 5 次胸部冲击。若仍未解除 ,继续交替进行 5 次背部叩击和 5 次胸部冲击。检查每次叩击及胸部冲击是否解除了气道异物梗阻,如减除了可不做。

意识不清或无意识者：支撑住伤员,小心地将其移到坚硬的平面上;立即呼叫 EMSS;开放气道;进行 2～5 次人工呼吸。如果第一次吹气没有使胸廓抬起,重新摆放头部做下一次尝试;立即施行 CPR。

二、急救方法

（一）成人急救法

1. 背部叩击法

适用于意识清楚、有严重气道异物梗阻症状的伤员。

（1）救护员站到伤员一边,稍靠近伤员身后。

（2）用一只手支撑胸部,排除异物时让伤员前倾,使异物能从口中出来,而不顺呼吸道下滑(图 2-48)。

（3）另一只手的掌根部在两肩胛骨之间进行 5 次大力叩击(图 2-49)。

（4）背部叩击法最多进行 5 次,如能减轻梗阻,不必做满 5 次。

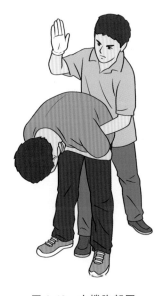

图 2-48 支撑胸部图

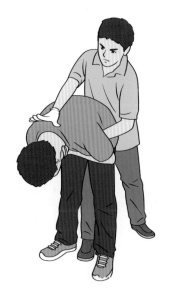

图 2-49 背部叩击图

2. 腹部冲击法

自救腹部冲击法:适用于不完全气道异物梗阻、意识清醒,并且有一定救护知识、技能,当时无他人在场相助,打电话困难,不能说话报告情况的伤员所采用的自救方法。

（1）伤员自己一只手握空心拳,握拳头手的拇指侧抵住腹部剑突下脐上腹中线部位(图 2-50)。

（2）另一只手紧握此拳头，用力快速将拳头向上、向内冲击 5 次，每次冲击动作要明显分开（图 2-51）。

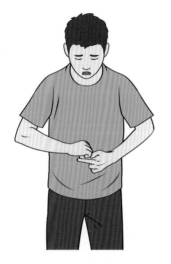

图 2-50　确定冲击部位图

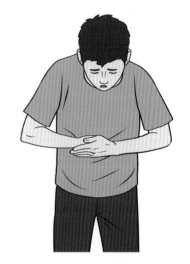

图 2-51　腹部冲击图

（3）也可将上腹部抵压在一块坚硬的平面上，如椅背、走廊、栏杆等处，连续向内、向上冲击 5 次，重复操作，直到异物排除（图 2-52）。

互救腹部冲击法（海氏冲击法）：适用于意识清醒且有严重呼吸道梗阻症状，5 次背部叩击不能解除气道异物梗阻的伤员。

（1）伤员取立位或坐位。

（2）救护员站在伤员身后，双臂环绕伤员腰部，令伤员弯腰，头部前倾。

（3）救护员一只手握空心拳，握拳手的拇指侧紧抵伤员剑突和脐之间（图 2-53）。

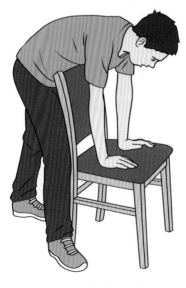

图 2-52　椅背冲击图

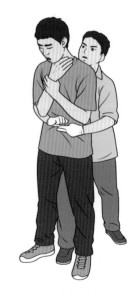

图 2-53　腹部冲击部位图

（4）另一只手握紧此拳头，用力快速向内、向上冲击（图 2-54）。

若重复 5 次梗阻未解除，继续交替进行 5 次背部叩击法。

3. 胸部冲击法

适用于孕妇、肥胖者等不宜采用腹部冲击法的伤员。

（1）救护员站在伤员背后，两臂从伤员腋下环绕至其胸部。

（2）一只手握空心拳，拇指置于伤员胸骨中部，注意避开肋骨缘及剑突。

（3）另一只手紧握此拳向内、向上有节奏地冲击 5 次（图 2-55）。

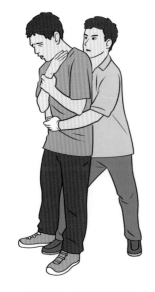 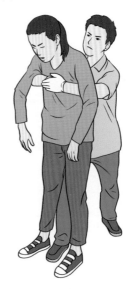

图 2-54　腹部冲击图　　　　　　　图 2-55　胸部冲击图

4. 胸部按压法

适用于无意识或在腹部冲击时发生意识丧失、气道异物梗阻的伤员，与成人 CPR 方法相同。

（1）伤员取仰卧位，救护员位于伤员一侧。

（2）按压部位与 CPR 时胸外心脏按压部位相同（图 2-56）。

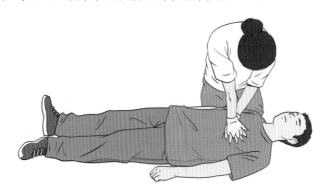

图 2-56　胸部按压图

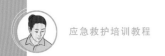
应急救护培训教程

成人气道异物梗阻现场急救流程图见图 2-57。

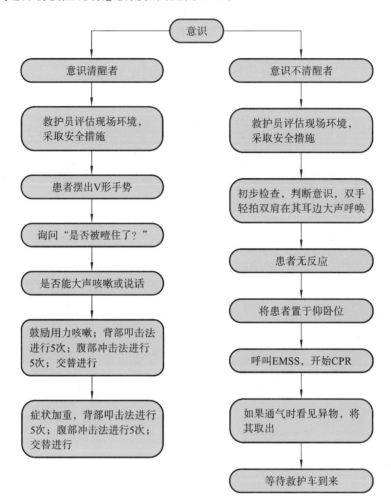

意识

意识清醒者 | 意识不清醒者

救护员评估现场环境，采取安全措施

患者摆出V形手势

询问"是否被噎住了？"

是否能大声咳嗽或说话

鼓励用力咳嗽；背部叩击法进行5次；腹部冲击法进行5次；交替进行

症状加重，背部叩击法进行5次；腹部冲击法进行5次；交替进行

救护员评估现场环境，采取安全措施

初步检查，判断意识，双手轻拍双肩在其耳边大声呼唤

患者无反应

将患者置于仰卧位

呼叫EMSS，开始CPR

如果通气时看见异物，将其取出

等待救护车到来

图 2-57　成人气道异物梗阻现场急救流程图

（二）婴儿急救法

1. 背部叩击法

（1）救护员将婴儿的身体置于一侧的前臂上,同时手掌将后头颈部固定,头部低于躯干(图 2-58、图 2-59)。

（2）用另一只手固定婴儿下颌角,并使婴儿头部轻度后仰,打开气道。

（3）两前臂将婴儿固定,翻转呈俯卧位(图 2-60)。保持头向下、俯卧的体位,利用重力帮助移除异物。

（4）救护员采取坐或跪的姿势,使婴儿安全地俯卧在腿上。

（5）用一只手的大拇指固定支撑婴儿的头,另外 1 或 2 个手指放在下颌的另一边,保

30

持下颌的角度,不要挤压下颌软组织。

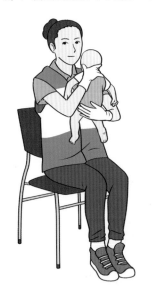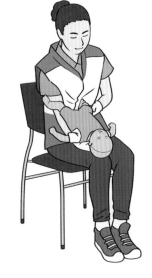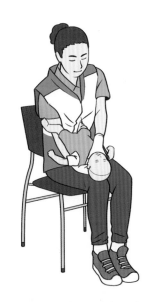

图 2-58　抱起婴儿图　　　图 2-59　婴儿仰卧于手臂上图　　　图 2-60　保护婴儿头部翻身图

(6)用另一只手的掌根部在肩胛骨之间给予 5 次快速拍打(图 2-61)。检查每次拍打背部是否解除了气道异物梗阻,如解除可不用继续拍打。

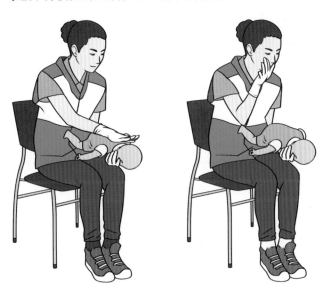

图 2-61　固定下颌角背部叩击图

2. 胸部冲击法

适用于意识清醒、有严重气道异物梗阻症状、5 次背部叩击不能解除气道异物梗阻的婴儿。

(1)两手及前臂将婴儿固定,翻转为仰卧体位,头部向下;保持婴儿沿着救护员手臂

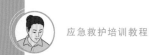

方向,顺放或横放在大腿上。

（2）找到冲击按压部位——两乳头连线中点。

（3）给予胸部冲击按压,深度约为胸廓前后径的 1/3（图 2-62）。

（4）重复 5 次。

（5）如仍不能解除梗阻,继续交替进行 5 次背部叩击和 5 次胸部冲击。

3. 取异物法

婴儿取异物见图 2-63。

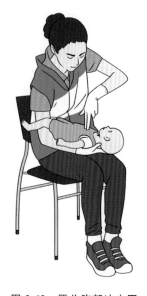
图 2-62　婴儿胸部冲击图

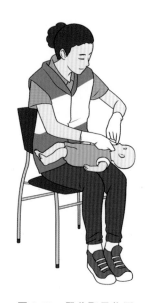
图 2-63　婴儿取异物图

4. 胸部按压法

适用于无意识、意识不清或在背部叩击和胸部冲击实施过程中发生意识丧失、气道异物梗阻的婴儿。按压方法同婴儿 CPR（图 2-64）。

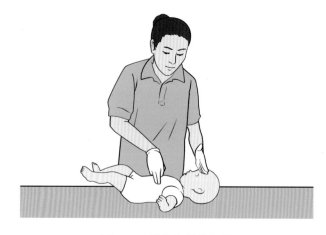
图 2-64　婴儿胸部按压图

婴儿气道异物梗阻现场急救流程图见图 2-65。

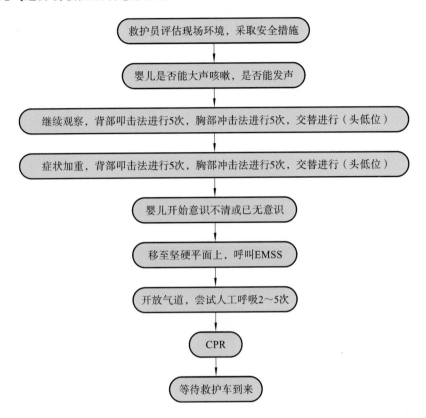

图 2-65 婴儿气道异物梗阻现场急救流程图

第三章

创伤救护

创伤应急救护包括止血、包扎、固定、搬运四项基本技术。

第一节　创伤应急救护原则与程序

创伤应急救护的目的是争取在最佳时机和地点，因地制宜就地取材，尽最大努力救护更多伤员。

"先救命、后治伤"的应急救护原则要求现场救护员尽量通过止住大出血、包扎伤口、清理呼吸道、保持呼吸道通畅等技能救护有可能救活的伤员，把救命放在第一位，治疗创伤交给专业医务人员。

对伤员头、胸、腹部的检查应在3分钟内完成，并迅速采取相应救护措施。检查顺序：

（1）观察伤员是否平稳，头部是否有出血。

（2）双手贴头皮触摸检查是否有肿胀、凹陷或出血。

（3）用手指从颅底沿着脊柱向下轻轻、快速地触摸，检查是否有肿胀或变形，检查时不可移动伤员。如果疑有颈椎损伤，应固定颈部。

（4）双手轻按双侧胸部，检查双侧呼吸活动是否对称、胸廓是否有变形或异常活动。

（5）双手上下左右轻按腹部，检查腹部软硬，是否有明显包块、压痛。

（6）观察伤员是否有骨盆、下肢以及脊柱损伤。

（7）检查血液循环，一旦颈动脉不能触及，立即CPR。一般也可按压伤员指甲，观察毛细血管充盈是否在2秒内恢复，估计血液循环大致状况。

初检后，救护员做出伤情判断，及时处置并掌握伤情变化（图3-1）。

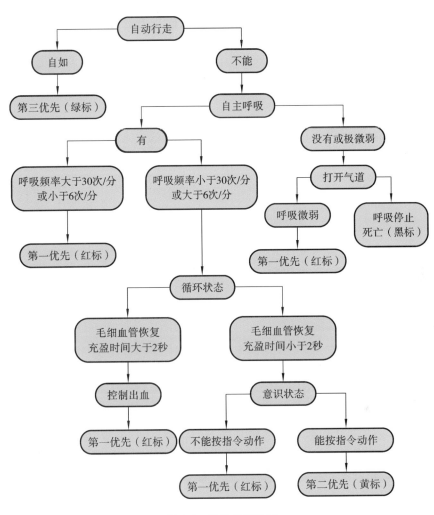

图 3-1 检伤分类法图

第二节 外伤出血止血方法

扫码看视频

现场及时、有效地为重伤员止血是挽救生命必须采取的措施。

一、出血类型和特征

血管分为动脉、静脉、毛细血管三种类型。成人血液量约占自身体重的 8%,每千克体重含有 60～80 mL 血液。出血分为外出血和内出血,严重创伤时可能同时存在内、外出血。

动脉出血者,血含氧量高、血色鲜红,血液流速快、压力高,损伤后出血呈涌泉状或随心脏搏动节律性喷射。大动脉出血可导致循环血容量快速下降。

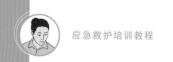

静脉出血者,血含氧量低、血色暗红、血液流速慢、压力低,当大静脉损伤时血液也会大量涌出。

毛细血管出血者,开始出血时出血速度较快,血色鲜红,但出血量一般不大。身体受到撞击可引起皮下毛细血管破裂,导致皮下淤血。

失血量与症状:

(1)轻度失血,突然失血量占全身血容量 20% 以下,成人失血量达 800 mL 时,可出现轻度休克症状。伤员口渴、面色苍白、出冷汗、手足湿冷、脉搏快而弱,可达每分钟 100 次以上。

(2)中度失血,突然失血量占全身血容量 20%～40%,成人失血量达 800～1600 mL 时,可出现中度休克症状。伤员呼吸急促、烦躁不安,脉搏可达每分钟 100 次以上。

(3)重度失血,突然失血量占全身血容量 40%,成人失血量达 1600 mL 时,可出现重度休克症状。伤员表情淡漠,脉搏细、弱或摸不到,血压测不清,随时可能危及生命。

二、外伤出血止血方法

(一)止血材料

常用的材料有无菌下敷料、绷带、三角巾、创可贴、止血带,也可用毛巾、手绢、衣物等代替。救护员在为伤员止血时要采取防止感染的措施,比如处理伤口前尽可能洗手,尽可能戴医用手套、口罩等。处理伤口时要保护好伤口,防止自身感染和感染扩散。处理伤口后要用肥皂、流动水彻底洗手,如自己皮肤被划伤,应尽快就医。

(二)少量出血的处理

伤员伤口出血不多时可做如下处理。

(1)救护员先洗净双手,最好戴上防护手套,然后用清水、肥皂把伤员伤口周围洗干净,用干净柔软的纱布或毛巾将伤口周围擦干。

(2)表面伤口和擦伤应该用干净的水冲洗,最好用自来水,因为水压有利于冲洗。

(3)用创可贴或干净的纱布、手绢包扎伤口。注意:不要用药棉或有绒毛的布直接覆盖在伤口上。

(三)严重出血的止血方法

控制严重出血要分秒必争,立即采取止血措施,同时呼叫救护车。

1. 直接压迫止血法

最直接、快速、有效、安全的止血方法,可用于大部分外出血的止血。

(1)救护员快速检查伤员伤口内有无异物,如有表浅小异物可将其取出。

（2）将干净的纱布块、手帕或其他干净布料作为下敷料覆盖到伤口上，用手直接压迫止血。注意，必须是持续用力压迫（图 3-2）。

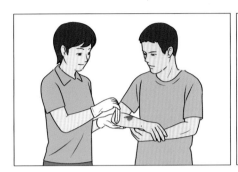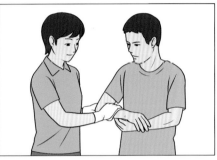

图 3-2 直接压迫止血图

（3）如果敷料被血液湿透，不要更换，再取敷料覆盖在原有敷料上，继续压迫止血，等待救护车到来（图 3-3）。

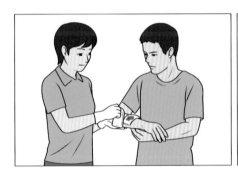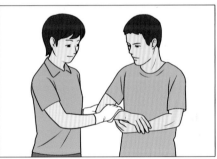

图 3-3 继续压迫止血图

2. 加压包扎止血法

在直接压迫止血的同时，可再用绷带或三角巾加压包扎。

（1）首先直接压迫止血，压迫伤口的敷料应超过伤口周边至少 3 cm。

（2）用绷带或三角巾环绕敷料加压包扎（图 3-4）。

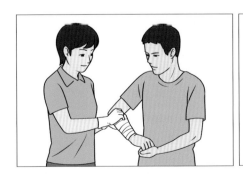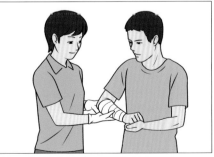

图 3-4 加压包扎止血图

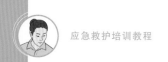

（3）包扎后检查肢体末梢血液循环。如包扎过紧影响血液循环，应重新包扎（图 3-5）。

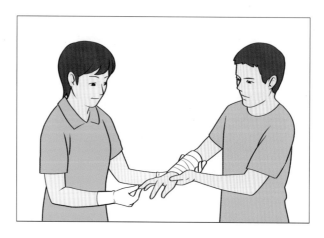

图 3-5　观察末梢血液循环图

3. 止血带止血法

当四肢有大血管损伤时，直接压迫无法控制出血，或不能使用其他方法止血（如有多处损伤，伤口不易处理或伤病情况复杂）以致危及生命时，尤其在大型灾难现场等特殊情况下，可使用止血带止血。使用者应接受过专门训练。

（1）表带式止血带止血：上肢出血，在上臂上 1/3 处（如下肢出血，在大腿中上部）垫好绷带、毛巾、平整衣物等做的衬垫。将止血带缠绕在肢体上，将一端穿进扣环，并拉紧，以伤口停止出血为度（图 3-6）。用笔在明显部位注明结扎止血带的准确时间。

（2）橡胶管止血带止血：在准备结扎的部位加好衬垫，救护员用左手拇指与食指、中指拿好止血带的一端（A 端）约 10 cm 处，右手拉紧止血带缠绕伤肢连同救护员左手食指、中指两周，同时压住止血带的 A 端，然后将止血带的另一端（B 端）用左手食指、中指夹紧，抽出手指时由食指、中指夹持 B 端，从两圈止血带下拉出一半，使其成为一个活结。如果需要松止血带时，只要将尾端拉出即可（图 3-7）。

（3）布带止血带止血：救护员现场就地取材，利用三角巾、围巾、领带、红领巾、衣服、床单等作为布带止血带，尽可能在短时间内使用。方法：将三角巾或其他布料折叠成约 5 cm 宽平整的条状带。如上肢出血，在上臂的上 1/3 处（如下肢出血，在大腿的中上部）垫好衬垫（可用绷带、毛巾、平整的衣物等）。用折叠好的条状带在衬垫上加压绕肢体一周，两端向前拉紧，打一活结（也可先将条状带的中点放在肢体前面，平整地将条状带的两端向后环绕一周作为衬垫，交叉后向前环绕第二周，并打一活结）（图 3-8、图 3-9）。将一绞棒（如铅笔、筷子、勺把、竹棍等）插入活结的外圈内（图 3-10），然后提起绞棒旋转绞紧至伤口停止出血为度。将棒的另一端插入活结的内圈固定（或继续打结将绞棒的一端固定）（图 3-11）。结扎好止血带后，在明显的部位注明结扎止血带的时间（图 3-12）。

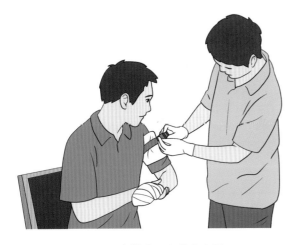

图 3-6　表带式止血带止血图

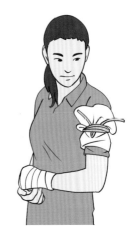

图 3-7　橡胶管止血带止血图

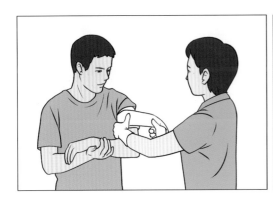

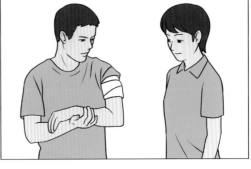

图 3-8　布带环绕肢体图

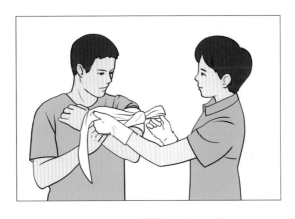

图 3-9　布带打活结图

（4）注意事项：用止血带止血具有潜在的不良后果，如止血带部位神经和血管的暂时性或永久性损伤，以及由肢体局部缺血导致的系统并发症，包括乳酸血症、高钾血症、心律失常、休克、肢体损伤和死亡，这些并发症与止血带的压力和阻断血流的时间有关。因

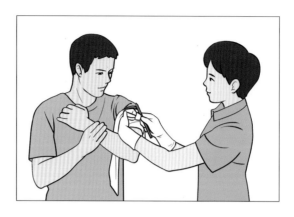

图 3-10　穿绞棒绞紧图

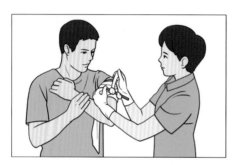 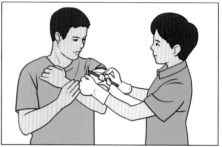

图 3-11　固定绞棒图

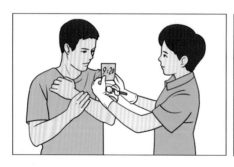 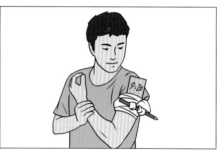

图 3-12　标记时间图

此应慎用止血带止血。

　　用止血带前,应先将伤肢抬高,促使静脉血液回流,以减少血液流失。止血带不要直接结扎在皮肤上,应先用平整的衬垫垫好,再结扎止血带。结扎止血带的部位应在伤口的近端。上肢结扎应在上臂的上1/3处,避免结扎在中1/3以下,防止损伤桡神经;下肢结扎应在大腿中上部。对于损毁的肢体,也可把止血带结扎在靠近伤口的部位,有利于最大限度地保存肢体,特别是伤口以下的肢体可能需要截肢或在保留困难的情况下更需如此,以利于重建假肢。止血带松紧要适度,以伤口停止出血为度。过紧容易造成肢体损伤或缺血坏死;过松只能压迫静脉,使静脉血液回流受阻,反而加重出血。结扎好止血带后,要在明显部位加上标记,注明结扎止血带的时间,应精确到分钟。结扎止血带的时间一般不应超过 2 小时,而且每隔 40～50 分钟或发现伤员远端肢体变凉,应松解一次,以暂时恢复远端肢体的供血。松解时如有出血,可压迫伤口止血。松解约 3 分钟后,在比原结扎部位稍低的位置重新结扎止血带。解除止血带,应在输液、输血与采取其他有效的止血措施后进行。如止血带以下组织已明显广泛坏死,在截肢前不宜松解止血带。禁止用细铁丝、电线、绳索等当作止血带。

三、疑似内出血的判断与处理

内出血可由外伤引起,如骨折或外物撞击,也可由非外伤引起,如胃溃疡出血、异位妊娠出血等。重要器官因积血而受到压迫会危及生命,如胸腔内、心包内以及颅内出血等。严重的内出血常导致失血性(低血容量性)休克。如果伤员出现休克症状但在体表见不到出血,应怀疑有严重的内出血。

1. 可疑内出血的一般判断

(1) 伤员面色苍白,皮肤发绀。

(2) 口渴,手足湿冷,出冷汗。

(3) 脉搏快而弱,呼吸急促。

(4) 烦躁不安或表情淡漠,甚至意识不清。

(5) 发生过外伤或有相关疾病史。

(6) 皮肤有撞击痕迹,局部有肿胀。

(7) 体表未见到出血。

2. 根据体表腔道出血的判断

有时内出血的症状与出血部位有关,最明显的是通过体表腔道(如耳道、鼻腔、口腔等)流出鲜血或带血的液体,往往预示着相关脏器的损伤或疾病。

体表腔道出血与内出血的关系见表 3-1。

表 3-1　体表腔道出血与内出血的关系

出血部位	出血性状	可疑内脏出血原因
口腔	咯出血呈鲜红色、带泡沫	肺及支气管出血
	呕吐出血呈红色或暗红色	消化道出血
耳道	鲜红色血液	内、外耳道损伤或鼓膜穿孔
	稀薄血水	颅脑损伤、脑脊液外漏
鼻腔	鲜红色血液	鼻黏膜血管破裂
	稀薄血水	颅脑损伤、脑脊液外漏

续表

出血部位	出血性状	可疑内脏出血原因
肛门	鲜红色血液	痔或肛门、直肠损伤出血
	黑色柏油样便	胃肠道疾病或损伤出血
尿道	全程或间断性血尿偶带凝血块	膀胱、肾脏或尿道出血
阴道	鲜红色或暗红色血液	月经、流产、损伤或产后出血

3. 可疑内脏出血应急救护措施

（1）拨打急救电话或尽快送伤员去医院。

（2）伤员出现休克症状时,应立即采取救护休克伤员的措施。

（3）在救护车到来前,应密切观察伤员的呼吸和脉搏,保持气道通畅。

（4）特别提示:不可给伤员饮食,以免影响手术麻醉。如口渴可湿润一下嘴唇。不要离开伤员,除非拨打急救电话和找人帮助。不要用热水袋或其他加热用品给伤员热敷。

出血应急救护流程图见图 3-13。

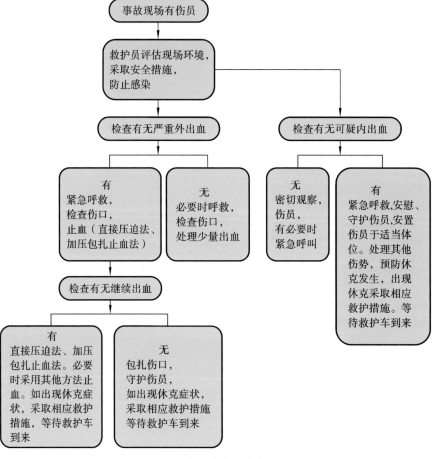

图 3-13 出血应急救护流程图

第三节 现场包扎技术

快速、准确地将伤口用自粘贴、尼龙网套、纱布、绷带、三角巾或现场可以利用的其他布料包扎,是外伤救护的重要一环。它可以起到快速止血、保护伤口、防止进一步的污染、减轻疼痛的作用,有利于转运和进一步的治疗。

包扎的目的:保护伤口,防止进一步污染,减少感染机会;减少出血,预防休克;保护内脏和血管、神经、肌腱等重要解剖结构,有利于转运伤员。

一、伤口种类和检查判断

1. 割伤

刀、玻璃等锋利的物品将组织整齐切开,如伤及大血管,伤口会大量出血。

2. 淤伤

由于受硬物撞击或压伤、钝物击伤,皮肤深层组织出血,伤处淤血肿胀,皮肤表面青紫。

3. 刺伤

被尖锐的小刀、针、钉子等扎伤,伤口小而深,易引起深层组织损伤。

4. 挫裂伤

伤口表面参差不齐,血管撕裂出血,并黏附污物。

5. 枪伤

子弹可穿过身体而出或停留体内,因此,体表可见1~2处伤口。体内组织、脏器等受伤。

检查判断:现场处理时,要仔细检查伤口的位置、大小、深度、污染程度、有无异物及何种异物。

(1)伤口深,出血多,可能有血管损伤。

(2)胸部伤口较深时可能有气胸。

(3)腹部有伤口时可能有肝脾或胃肠损伤。

(4)肢体畸形时,可能有骨折。

(5)异物扎入人体可能损伤大血管、神经或重要脏器。

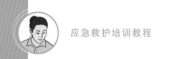

二、包扎材料

常用的包扎材料有创可贴、尼龙网套、三角巾、绷带、弹力绷带、胶带及就便器材如手帕、领带、毛巾、头巾、衣服等。

1. 创可贴

有各种大小不同的规格,弹力创可贴适用于关节部位损伤。

2. 绷带

卷装绷带具有不同的规格,可用于身体不同部位的包扎,如手指、手腕、上肢、下肢等。普通绷带利于伤口渗出物的吸收,高弹力绷带适用于关节部位损伤的包扎。

一头卷起的绷带为单头带,两头同时卷起的绷带为双头带,把绷带两端用剪刀纵行剪开即为四头带。

3. 就地取材

干净的衣物、手帕、毛巾、床单、领带、围巾等可作为临时性的包扎材料。

4. 胶带

具有多种宽度,呈卷状,用于固定绷带及敷料。对一般胶带过敏的,应采用纸质胶带。

5. 三角巾

(1)三角巾展开状态规格:底边 135 cm,两斜边均为 85 cm 的等腰三角形,有顶角、底边、斜边与两个底角。

(2)折叠成条形:先把三角巾的顶角折向底边中央,然后根据需要折叠成三横指或四横指宽窄的条带。

(3)燕尾式:将三角巾的两底角对折重叠,然后将两底角错开并形成夹角。燕尾巾的夹角大小可根据包扎部位的不同而调节。

(4)环形圈垫:用三角巾折成带状或用绷带的一端在手指周围缠绕数次,形成环状,将另一端穿过此环并反复缠绕拉紧(图 3-14)。

三、包扎要求

包扎伤口动作要快、准、轻、牢。包扎时部位要准确、严密、不遗漏伤口;包扎动作要轻,不要碰触伤口,以免增加伤员的疼痛和出血;包扎要牢靠,但不宜过紧,以免妨碍血液流通和压迫神经;包扎前伤口上一定要加盖敷料。

操作要点如下。

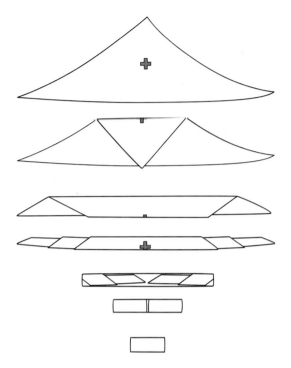

图 3-14　三角巾各式叠法图

（1）尽可能戴医用手套做好自我防护。

（2）脱去或剪开衣服，暴露伤口，检查伤情。

（3）加盖敷料，封闭伤口，防止污染。

（4）动作要轻巧而迅速，部位要准确，伤口包扎要牢固，松紧适宜。

（5）较大伤口不要用水冲洗（烧烫伤、化学伤除外）。

（6）不要对嵌有异物或骨折断端外露的伤口直接包扎，不要试图复位突出伤口的骨折端。

（7）不要在伤口上使用消毒剂或药物。

（8）如必须用裸露的手进行伤口处理，在处理完成后，用肥皂清洗双手。

四、包扎方法

（一）尼龙网套及自粘创可贴

这是新型的包扎材料，应用于表浅伤口、头部及手指伤口的包扎。现场使用方便、有效。

1. 尼龙网套包扎

尼龙网套具有良好的弹性，使用方便。头部及肢体均可用其包扎。先用敷料覆盖伤口并固定,再将尼龙网套套在敷料上(图 3-15)。

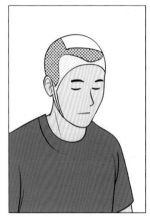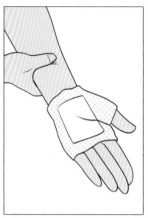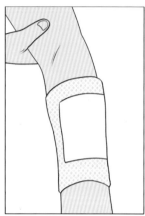

图 3-15 头部、手部及前臂尼龙网套包扎图

2. 各种规格的自粘创可贴包扎

创可贴透气性良好,具有止血、消炎、止痛、保护伤口等作用,使用方便,效果佳。选择大小合适的创可贴,除去包装,将中央部对准伤口贴上去即可。

（二）绷带包扎

1. 环形法

此法在绷带包扎中最常用,适用于肢体粗细较均匀处伤口的包扎。

(1) 用无菌或干净的敷料覆盖伤口,固定敷料。

(2) 将绷带打开,一端稍呈斜状环绕第一圈,将第一圈斜出一角压入环形内,环绕第二圈。

(3) 加压、环形缠绕肢体 4～5 层,每圈盖住前一圈,绷带缠绕范围要超出敷料边缘。

(4) 用胶布粘贴固定,或将绷带尾端从中央纵行剪成两个布条,两布条先打一结,然后再缠绕肢体打结固定(图 3-16)。

2. 回返包扎

适用于头部、肢体末端或断肢部位的包扎。

(1) 用无菌或干净的敷料覆盖伤口。

(2) 先环形固定两圈,固定时前方齐眉,后方达枕骨下方。

(3) 左手持绷带一端于头后中部,右手持绷带卷,从头后方向前绕到前额。

(4) 固定前额处绷带向后反折。

(5) 反复呈放射性反折,直至将敷料完全覆盖。

(6) 环形缠绕两圈,将上述反折绷带固定(图 3-17)。

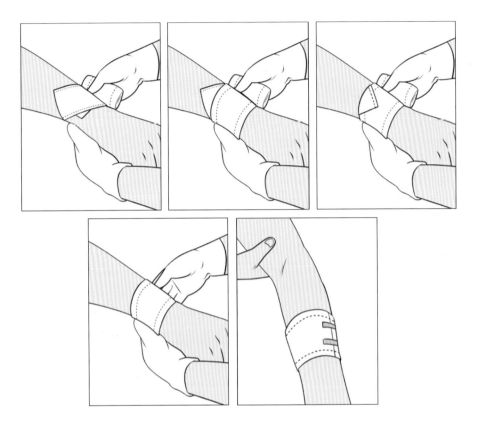

图 3-16　环形包扎法图

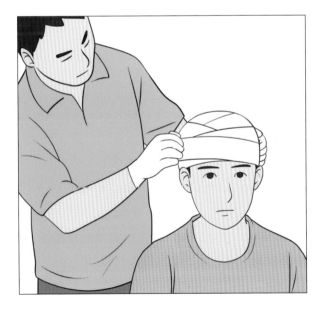

图 3-17　头部回返包扎法图

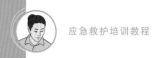

3. "8"字包扎

手掌、手背、踝部和其他关节处伤口选用"8"字包扎,包扎关节时绕关节上下呈"8"字形缠绕(图 3-18)。

(1)用无菌或干净的敷料覆盖伤口。

(2)包扎手时从腕部开始,先环形缠绕两圈。

(3)然后经手和腕呈"8"字形缠绕。

(4)最后将绷带尾端在腕部固定。

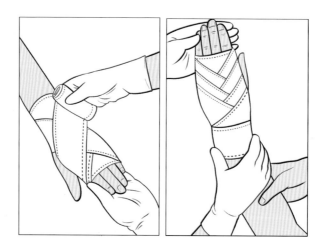

图 3-18　手部"8"字包扎法图

4. 螺旋包扎

适用于粗细不明显的肢体、躯干部位的包扎。

(1)用无菌或干净的敷料覆盖伤口。

(2)先环形绕两圈。

(3)从第三圈开始,环绕时压住前一圈的 1/2 或 1/3。

(4)最后用胶布粘贴固定(图 3-19)。

5. 螺旋反折包扎

用于肢体上下粗细明显部位的包扎,如小腿、前臂等。

(1)先用环形法固定始端。

(2)以螺旋方式每圈反折一次,反折时,以左手拇指按住绷带上面的正中处,右手将绷带向下反折,向后绕并拉紧。反折处不要在伤口上(图 3-20)。

(三)三角巾包扎

使用三角巾时,注意边要固定,角要拉紧,中心伸展,敷料贴实。在应用时可按需要折叠成不同的形状,适用于不同部位的包扎。

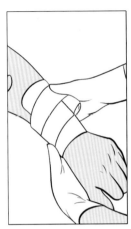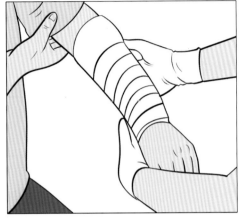

图 3-19　螺旋包扎法图

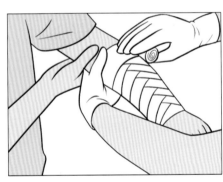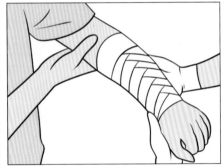

图 3-20　螺旋反折包扎法图

1. 头顶帽式包扎

（1）将三角巾的底边折叠1～2横指宽，边缘置于伤员前额齐眉处，顶角向后。

（2）三角巾的两底角经两耳上方拉向头后部枕骨下方交叉并压住顶角。

（3）绕回前额齐眉打结。

（4）将顶角拉紧，折叠后掖入头后部交叉处内（图 3-21）。

2. 肩部包扎

1）单肩

（1）将三角巾折叠成燕尾式，燕尾夹角约90°，大片在后压住小片，放于肩上。

（2）燕尾夹角对准伤侧颈部。

（3）燕尾底边两角包绕上臂上部并打结固定。

（4）拉紧两燕尾角，分别经胸、背部至对侧。在腋前线或腋后线处打结（图 3-22）。

2）双肩

（1）将三角巾折叠成燕尾式，两燕尾角相等，燕尾夹角约100°。

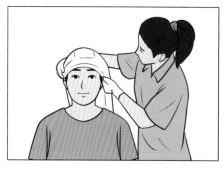
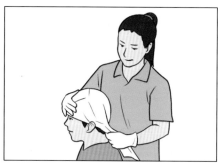
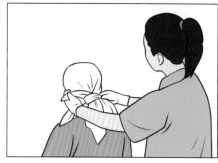
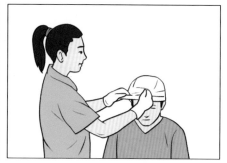
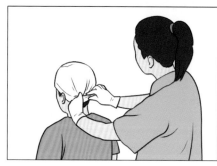
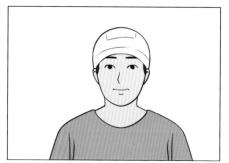

图 3-21　头顶帽式包扎法图

（2）披在双肩上，燕尾夹角对准颈后正中部。

（3）燕尾角过肩，由前向后包肩于腋前或腋后，与燕尾底边打结（图 3-23）。

3. 胸部背部包扎

1）双侧胸部

（1）将三角巾折叠成燕尾式，两燕尾角相等，燕尾夹角约 100°。

（2）置于胸前，夹角对准胸骨上凹。

（3）两燕尾角过肩于背后。

（4）将燕尾顶角系带，围胸与底边在背后打结。

（5）将一燕尾角系带拉紧绕横带后上提。

（6）再与另一燕尾角打结。

（7）背部包扎时，将燕尾巾调到背部即可（图 3-24）。

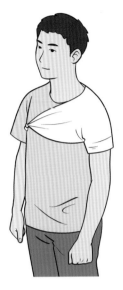

图 3-22　单肩包扎法图

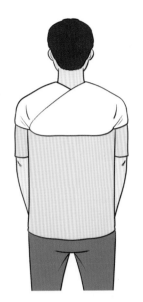

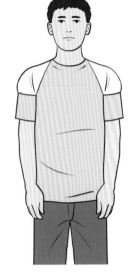

图 3-23　双肩包扎法图

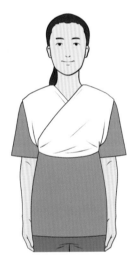

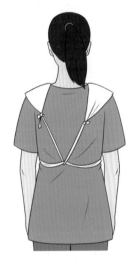

图 3-24　双侧胸部包扎法图

2）单侧胸部

（1）将三角巾展开，顶角放在伤侧肩上。

（2）底边向上反折置于胸部下方，并从胸部绕至背部的侧面打结。

（3）将顶角拉紧，顶角系带穿过打结处上提系紧（图 3-25）。

4. 腹部包扎

（1）三角巾底边向上，顶角向下横放在腹部，顶角对准两腿之间。

（2）两底角围绕腹部至腰后打结。

（3）顶角由两腿之间拉向后面与两底角连接处打结（图 3-26）。

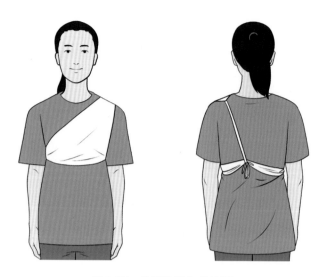

图 3-25　单侧胸部包扎法图

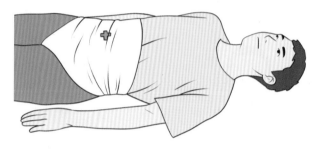

图 3-26　全腹部包扎法图

5. 单侧臀部（侧腹部）包扎

1）单侧臀部包扎

（1）将三角巾折叠成燕尾式，燕尾夹角约 60°朝下对准外侧裤线。

（2）伤侧臀部的后大片压住前面的小片。

（3）顶角与底边中央分别过腹腰部到对侧打结。

（4）两底角包绕伤侧大腿根部在大腿前面打结。

2）侧腹部包扎

将三角巾的大片置于侧腹部，压住后面的小片，其余操作方法与单侧臀部包扎相同，但两底角包扎伤侧大腿根部在大腿后面打结（图 3-27）。

6. 手足包扎

（1）将三角巾展开。

（2）手指或足趾尖对向三角巾的顶角。

（3）手掌或足平放在三角巾的中央。

（4）指缝或趾缝间插入敷料。

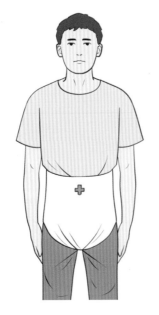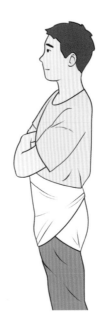

图 3-27 侧腹部包扎法图

（5）将顶角折回,盖于手背或足背。

（6）两底角分别围绕到手背或足背交叉。

（7）再在腕部或踝部围绕一圈后在腕部背侧或踝部前方打结(图 3-28)。

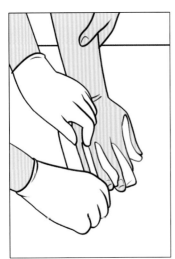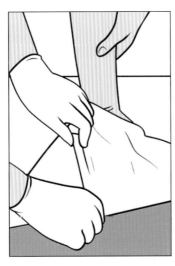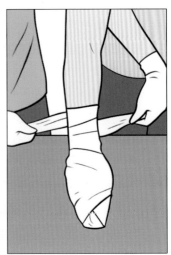

图 3-28 三角巾手部包扎法图

7. 膝部(肘部)带式包扎

（1）将三角巾折叠成适当宽度的带状巾。

（2）将中段斜放于伤部,两端向后交叉缠绕,返回时分别压于中段上、下两边。

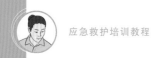

（3）包绕肢体一周，在肢体外侧打结（图 3-29）。

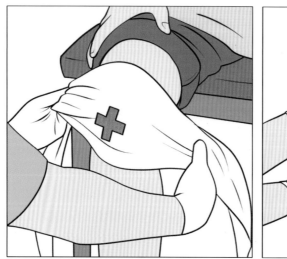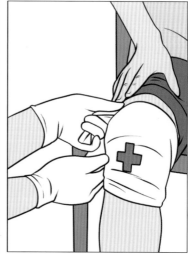

图 3-29　三角巾膝部包扎法图

8. 悬臂带

1）小悬臂带　用于上臂骨折及上臂、肩关节损伤。

（1）将三角巾折叠成适当宽度的带状巾。

（2）三角巾中央放在前臂的下 1/3 处或腕部。

（3）一底角放于健侧肩上，另一底角放于伤侧肩上。

（4）两底角绕颈，在颈侧方打结。

（5）将前臂悬吊于胸前（图 3-30）。

2）大悬臂带　用于前臂、肘关节等的损伤。

（1）三角巾顶角对着伤肢肘关节，一底角置于健侧胸部过肩于背后。

（2）伤臂屈肘（功能位）放于三角巾中部。

（3）另一底角包绕伤臂反折至伤侧肩部。

（4）两底角在颈侧方打结，顶角向肘部反折，用别针固定或卷紧后掖入肘部，也可将顶角系带绕背部至对侧腋前线与底边相系。

（5）将前臂悬吊于胸前（图 3-31）。

（四）注意事项

（1）伤口上要加盖敷料。

（2）应用绷带包扎时，松紧要适度。

（3）有绷带过紧的现象，如手、足的甲床发紫，绷带缠绕肢体远心端皮肤发紫，有麻木感或感觉消失，严重者手指、足趾不能活动时，立即松开绷带，重新缠绕。

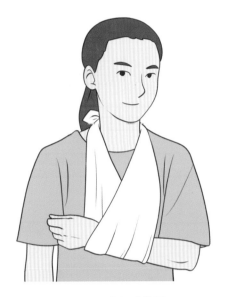

图 3-30 小悬臂带图

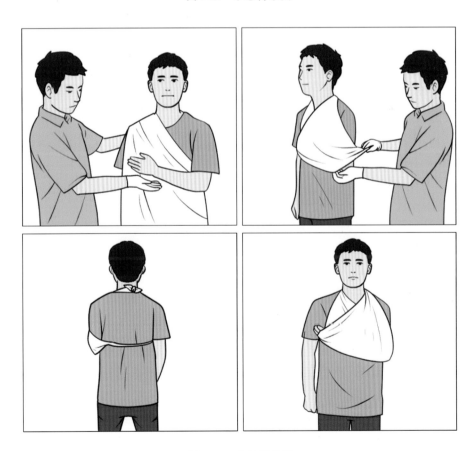

图 3-31 大悬臂带图

（4）无手指、足趾末端损伤者，包扎时要暴露肢体末端，以便观察末梢血液循环（图 3-32）。

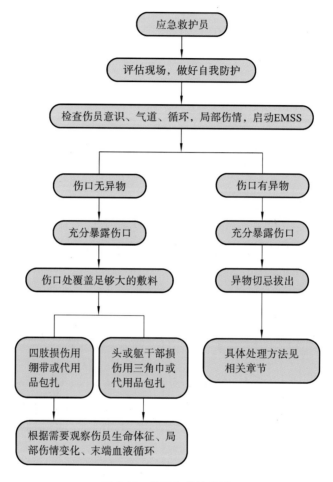

图 3-32　伤口包扎流程图

第四节　现场骨折固定方法

扫码看视频

　　现场骨折固定是创伤救护的一项基本任务。正确良好的固定能迅速减轻伤员伤痛，减少出血，防止损伤脊髓、神经、血管等重要组织，也是搬运伤员的基础，有利于转运后的进一步治疗。

　　骨折固定的目的：制动，减少伤员的疼痛；避免损伤周围组织、血管、神经，减少出血和肿胀；防止闭合性骨折转化为开放性骨折，便于搬运伤员。

一、骨折的类型和判断

1. 骨折类型

①闭合性骨折:骨折断端不与外界相通,骨折处的皮肤、黏膜完整。②开放性骨折:骨折局部皮肤、黏膜破裂损伤,骨折端与外界相通,易继发感染。

2. 骨折的程度

①完全性骨折:骨的完整性和连续性全部破坏或中断。骨断裂成三块以上的碎块又称为粉碎性骨折。②不完全性骨折:骨未完全断裂,仅部分骨质破裂,如裂缝、凹陷、青枝骨折。③嵌顿性骨折(嵌插骨折):断骨两端互相嵌在一起。

3. 骨折判断

(1)疼痛:突出表现是剧烈疼痛,受伤处有明显的压痛点,移动时有剧痛,安静时疼痛减轻。根据疼痛的轻重和压痛点的位置,可以大体判断骨折的部位。无移位的骨折只有疼痛没有畸形,但局部可有肿胀和血肿。

(2)肿胀或淤斑:出血和骨折端的错位、重叠,都会使外表呈现肿胀现象,淤斑严重。

(3)功能障碍:原有的运动功能受到影响或完全丧失。

(4)畸形:骨折时肢体会发生畸形,呈现短缩、成角、旋转等。

(5)血管、神经损伤的检查:上肢损伤时检查桡动脉是否有搏动,下肢损伤时检查足背动脉是否有搏动。触压伤员的手指或足趾,询问有无感觉,手指或足趾能否自主活动。

二、固定材料

(一)脊柱部位固定

1. 设备运用

【颈托】

颈托为颈部固定装置。将受伤颈部尽量制动,保护受伤的颈椎免受进一步损害,防止损伤的颈椎伤及脊髓。

应用方法如下。

(1)伤员取坐位,救护员位于伤员的背后,用手固定伤员头部为正中位。

(2)选择颈托。将五指并拢,测量伤员锁骨至下颌角之间的宽度(颈部高度)。

(3)根据伤员颈部的高度,调节颈托于合适宽度。

(4)固定颈托于下颌部,另一侧从颈后环绕,两端粘贴固定。

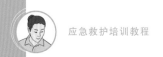

【铝芯塑型夹板】

将铝芯塑型夹板弯曲环绕颈部,固定颈椎。

【脊柱板、头部固定器】

脊柱板由一块纤维板或木板构成,长约180 cm,板四周有相对的孔用于固定带的固定、搬运。应用脊柱板时要配合使用颈托、头部固定器及固定带,适用于脊柱受伤的伤员(图3-33)。

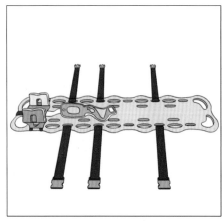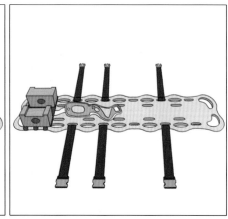

图3-33　脊柱板、头部固定器及固定带图

【躯干夹板】

躯干夹板专用于狭窄的空间,一般用于取坐位的脊柱损伤的伤员,佩戴颈托,保持伤员的躯干、头部和脊柱处于正中位置。如可用于将伤员从汽车座位中移出。

应用方法如下。

(1)戴上颈托,确保颈部制动。

(2)将躯干夹板放于伤员的背后,其正中位置紧贴脊柱。

(3)围住伤员身体,上部贴住腋窝。

(4)躯干夹板上的固定带绕过身体前面固定套,并在另一边扣上。

(5)依次绑好前额、下颌、胸前绑带,将髋部固定。

2. 现场制作

(1)简易颈托制作:将毛巾、衣物等卷成卷,内衬报纸、杂志等,从颈后向前围于颈部。自制颈托粗细以围于颈部后限制下颌活动为宜。

(2)简易脊柱板制作:表面平坦的木板、床板,以大小超过伤员的肩宽和人体高度为宜,配有绷带及布带用于固定。

(二)夹板类

1. 设备运用

(1)充气夹板:为塑料制品。用于四肢骨折,也可用于止血,防止进一步感染和水肿。

救护员先将充气夹板拉链拉开包裹伤肢,拉上拉链,将夹板气囊阀门拉起打开,口吹气至膨胀坚硬,再将气囊阀门下压(即关闭阀门)。解脱夹板时先将气囊阀门上拉,放气后再拉开拉链(图 3-34)。

(2)铝芯塑型夹板:用于四肢骨折,可调节夹板的长度。夹板表面有衬垫,可直接固定(图 3-35)。

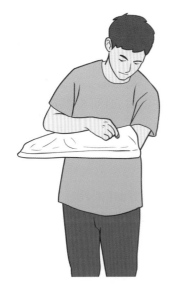 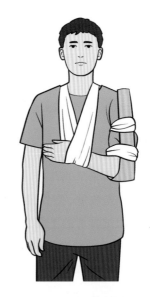

图 3-34　充气夹板图　　　　　图 3-35　铝芯塑型夹板图

(3)四肢各部位夹板:分为上臂、前臂、大腿、小腿的固定板,并带有衬垫和固定带。

(4)小夹板:用于肢体的骨折固定,对肢体不同部位的骨折有不同型号的组合夹板,对局部皮肤肌肉损伤小。

2. 现场制作

将杂志、硬纸板、木板、折叠的毯子、树枝、雨伞等作为临时夹板。

3. 躯干、健侧肢体固定

将受伤上肢缚于躯干,受伤下肢固定于健侧肢。

三、固定原则

确保现场环境安全,救护人员做好自我防护。

(1)首先检查意识、呼吸、脉搏及处理严重出血。

(2)用绷带、三角巾、夹板固定受伤部位。

(3)夹板的长度应以能将骨折处的上下关节一同加以固定为宜。

(4)骨断端暴露后,不要拉动,不要送回伤口内,开放性骨折现场不要冲洗,不要涂

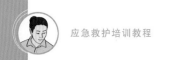

药,应该先止血、包扎再固定。

（5）暴露肢体末端以便观察血液循环。

（6）固定伤肢后,如有可能应将伤肢抬高。

（7）预防休克。

四、固定方法

根据现场的条件和骨折的部位采取不同的固定方式。固定要牢固,不能过松或过紧。在骨折和关节突出处要加衬垫,以加强固定和防止皮肤损伤。

取材时根据伤情选择固定器材,如上文提到的一些器材,也可根据现场条件就地取材。

操作要点如下。

（1）置伤员于适当位置,就地施救。

（2）夹板与皮肤、关节、骨突出部位之间加衬垫,固定时操作要轻。

（3）先固定骨折的上端(近心端),再固定下端(远心端),绑带不要系在骨折处,骨折两端应该分别固定至少两条固定带。

（4）前臂、小腿部位的骨折,尽可能在损伤部位的两侧放置夹板固定,以防止肢体旋转及避免骨折断端相互接触。

（5）固定时,在可能的条件下,保持上肢呈屈肘位,下肢呈伸直位。

（6）应露出指(趾)端,便于检查末梢血液循环。

（一）锁骨骨折

锁骨骨折多由摔伤或车祸引起,表现为锁骨变形,有血肿,肩部活动时疼痛加重。

1. 锁骨固定带

（1）伤员取坐位,双肩向后正中线靠拢。

（2）安放锁骨固定带。

2. 前臂悬吊固定

如无锁骨固定带,现场可用两条三角巾,对伤肢进行固定。一条三角巾悬吊并托住伤肢,另一条三角巾折叠成宽带在伤肢肘上方将其固定于躯干。如无三角巾可用围巾代替,或用自身衣襟反折固定(图 3-36)。

（二）上肢骨折

1. 上臂骨折(肱骨干骨折)

上臂骨折由摔伤、撞伤和击伤所致。上臂肿胀、淤血、疼痛,有移位时出现畸形,上肢

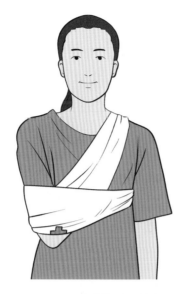

图 3-36　锁骨骨折固定图

活动受限。桡神经紧贴肱骨干,易发生损伤。固定时,骨折处要加厚垫保护以防止桡神经损伤。

1)铝芯塑型夹板固定

(1)按上臂长度将夹板制成 U 形,屈肘位套于上臂。

(2)用绷带或布带缠绕固定。

(3)将前臂用三角巾悬吊于胸前。

(4)指端露出,检查末梢血液循环(图 3-37)。

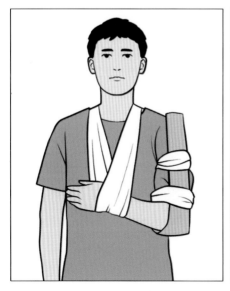
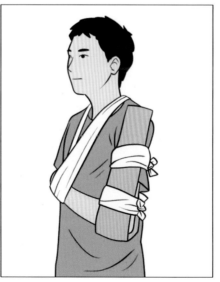

图 3-37　上臂骨折铝芯塑型夹板固定图

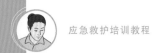

2）木板固定

（1）取两块木板，一块木板放于上臂外侧，从肘部到肩部，另一块放于上臂内侧，从肘部到腋下。

（2）放衬垫。

（3）用绷带或三角巾固定骨折部位的上、下两端，屈肘位用小悬臂带悬吊前臂。

（4）指端露出，检查末梢血液循环。

3）纸板固定　现场如无小夹板和木板，可用纸板或杂志、书本代替。

（1）将折叠成适当宽度及长度的纸板或杂志分别放于上臂的内、外两侧。

（2）伤肢与固定物间加衬垫。

（3）用布带捆绑，可起到暂时固定作用。

（4）固定后同样以屈肘位悬吊前臂。

（5）指端露出，检查末梢血液循环。

4）躯干固定　现场无夹板或其他可利用物时，可将伤肢固定于躯干。

（1）伤员取屈肘位，用大悬臂带悬吊伤肢。

（2）伤肢与躯干之间加衬垫。

（3）用宽带（超骨折上、下两端）将伤肢固定于躯干。

（4）检查末梢血液循环（图 3-38）。

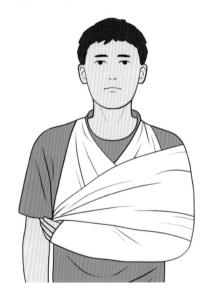

图 3-38　躯干固定图

2. 上臂下段骨折（肱骨髁上骨折）

上臂下段骨折位置低，接近肘关节，局部有肱动脉、尺神经及正中神经，容易发生损伤。骨折后局部肿胀、畸形，肘关节呈半屈位。

上臂下段骨折现场不宜用夹板固定,因可增加血管、神经损伤的机会。

(1) 直接用三角巾或围巾等将上肢固定于躯干。

(2) 指端露出,检查末梢血液循环(图 3-39)。

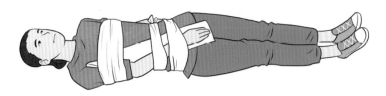

图 3-39 肱骨髁上骨折固定图

3. 前臂骨折(桡、尺骨骨折)

前臂骨折可为桡骨或尺骨骨折,也可为桡、尺骨双骨折。前臂骨折相对稳定,血管、神经损伤机会较小。

1) 充气夹板固定

(1) 将充气夹板拉链拉开,包裹前臂。

(2) 通过夹板气囊阀门(充气孔)充气固定(图 3-40)。

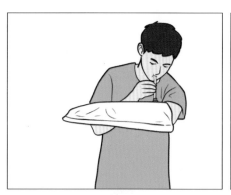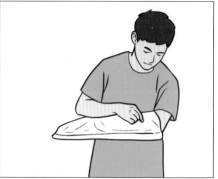

图 3-40 充气夹板固定图

2) 夹板固定

(1) 取两块木板固定。

(2) 将木板分别置于前臂的外侧、内侧,加用三角巾或绷带捆绑固定。

(3) 屈肘位用大悬臂带将伤肢悬吊于胸前。

(4) 指端露出,检查末梢血液循环(图 3-41)。

3) 杂志、书本等固定

(1) 可用杂志、书本垫于前臂下方或外侧超肘关节和腕关节,用布带捆绑固定。

(2) 屈肘位用大悬臂带将伤肢悬吊于胸前。

(3) 指端露出,检查末梢血液循环(图 3-42)。

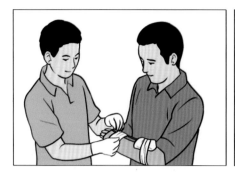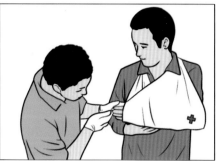

图 3-41　两块夹板固定图

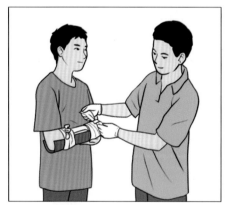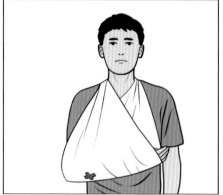

图 3-42　杂志、书本等固定图

4）铝芯塑型夹板固定　见图 3-43。

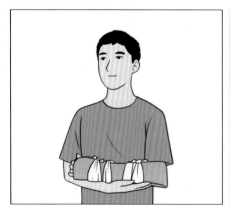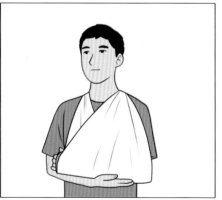

图 3-43　铝芯塑型夹板固定图

5）衣服固定　用衣服托起伤肢,将伤肢固定于躯干(图 3-44)。

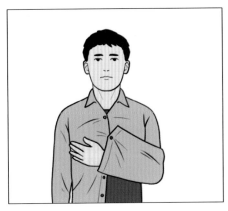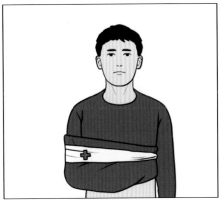

图 3-44　衣服固定图

（三）下肢骨折

1. 大腿骨折（股骨干骨折）

大腿骨粗大，骨折常由巨大外力如车祸、高空坠落及重物砸伤所致，损伤严重，出血多，易出现休克。骨折后大腿肿胀、疼痛、变形或缩短。

1）木板固定

（1）取两块木板，一块长木板从伤侧腋窝到外踝，一块短木板从大腿根部内侧到内踝，分别放于伤腿的外侧及内侧。

（2）在腋下、膝关节、踝关节骨突部放棉垫保护，空隙处用柔软物品填实。

（3）用 7 条宽带固定。依次固定骨折上、下两端，然后固定腋下、腰部、髋部、小腿、踝部（图 3-45）。

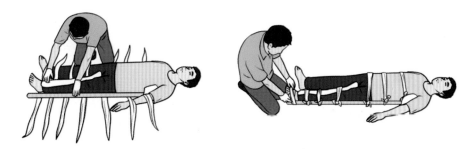

图 3-45　大腿骨折两块夹板固定图

（4）如只有一块木板则放于伤腿外侧，从腋下到外踝。

（5）内侧木板用健侧肢代替，两下肢之间加衬垫，固定方法同上（图 3-46）。

（6）"8"字法固定足踝。将宽带置于踝部，环绕足背交叉，再经足底中部回至足背，在两足背间打结。

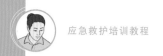

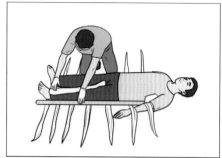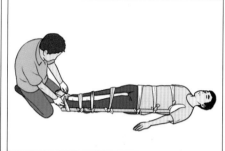

（7）趾端露出，检查末梢血液循环。

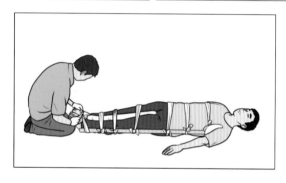

图 3-46　大腿骨折一块夹板固定图

2）健侧肢固定

（1）用三角巾、绷带、布带等 4 条宽带自健侧肢体膝下、踝下穿入，将双下肢固定在一起。

（2）两膝、两踝及两腿间隙之间垫好衬垫，依次固定骨折上下两端、小腿、踝部，固定带的结打在健侧肢体外侧。

（3）"8"字法固定足踝。

（4）趾端露出，检查末梢血液循环（图 3-47）。

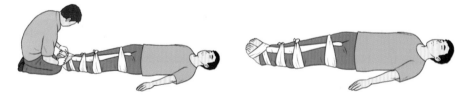

图 3-47　大腿骨折健侧肢固定图

2. 小腿骨折（胫、腓骨骨折）

小腿骨折，尤其是胫骨骨折，骨折端易刺破小腿前方皮肤，造成骨外露。因此，在骨折处要加厚垫保护。出血、肿胀严重时会导致骨筋膜室综合征，造成小腿缺血、坏死，发生肌肉挛缩畸形。小腿骨折固定时切忌固定过紧。

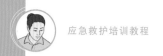应急救护培训教程

66

1) 铝芯塑型夹板固定

（1）按小腿长度将夹板制成 U 形，置于小腿两侧。

（2）用绷带或三角巾固定。

（3）趾端露出，检查末梢血液循环。

2) 充气夹板固定

（1）将充气夹板拉链拉开，包裹小腿。

（2）通过气囊阀门（充气孔）充气固定。

（3）检查末梢血液循环（图 3-48）。

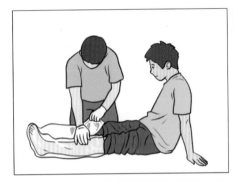
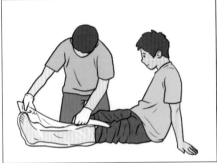
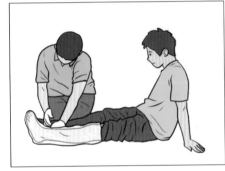
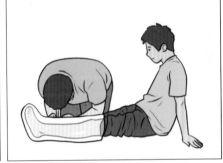
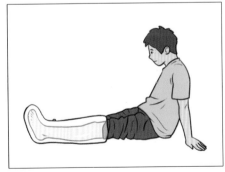
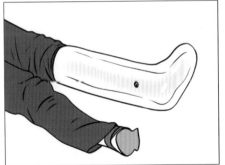

图 3-48 充气夹板固定图

3) 木板固定

（1）取两块木板，一块长木板从伤侧髋关节到外踝，一块短木板从大腿根部内侧到内

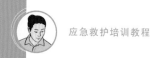

踝,分别放于伤肢的外侧及内侧。

（2）在关节、踝关节骨突部放衬垫保护,空隙处用柔软物品垫实。

（3）5 条宽带固定。先固定骨折上、下两端,然后固定髋部、大腿。

（4）"8"字法固定足踝。

（5）趾端露出,检查末梢血液循环（图 3-49）。

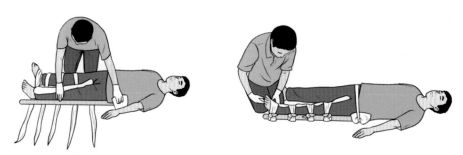

图 3-49　小腿骨折两块夹板固定图

4）健侧肢固定　与大腿骨折固定相同,可用 4 条宽带或三角巾固定,先固定骨折上、下两端,然后固定大腿,踝关节用"8"字法固定（图 3-50）。

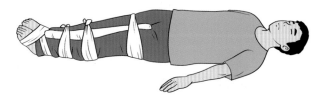

图 3-50　小腿骨折健侧肢固定图

（四）开放性骨折

（1）将敷料覆盖外露骨及伤口。

（2）在伤口周围放置环形衬垫,用绷带包扎固定。

（3）夹板或健侧肢、躯干固定骨折部位。

（4）如出血多,则需要使用止血带。

（5）不要将外露骨还纳,以免污染伤口深部,造成血管、神经的再损伤。

（五）注意事项

（1）开放性骨折禁止用水冲洗,不涂药物,保持伤口清洁。

（2）肢体如有畸形,可按畸形位置固定。

（3）临时固定的作用只是制动,严禁当场整复（图 3-51）。

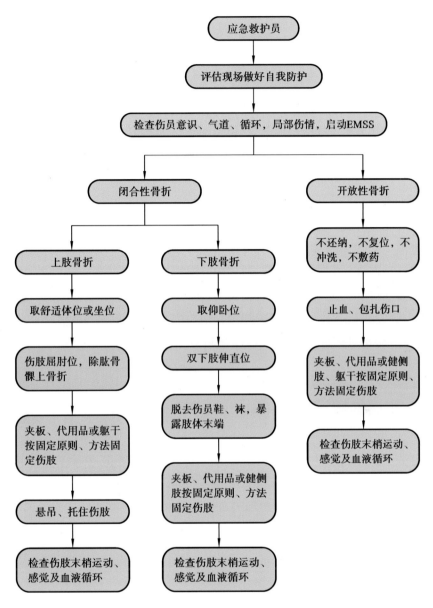

图 3-51 骨折固定流程图

第五节 关节脱位与扭伤

关节脱位又称为脱臼,是指组成关节的骨之间部分或完全失去正常的对合关系。关节脱位多见于肩关节、肘关节、下颌关节和指关节,常合并韧带损伤,甚至关节软骨和滑膜损伤。

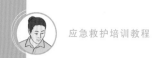

关节扭伤是指关节周围软组织（如关节囊、韧带、肌腱等）发生的过度牵拉、撕裂等损伤。关节扭伤多见于踝关节、膝关节和腕关节。

关节脱位和扭伤有时与骨折同时发生,受伤的部位出现肿胀、疼痛、畸形、活动受限等,在现场不易区分。发生扭伤和关节脱位时的救护方法如下。

（1）扶伤员坐下或躺下,尽量舒适。

（2）不要随意搬动或揉受伤的部位,以免加重损伤。

（3）用毛巾浸冷水或用冰袋冷敷肿胀处 30 分钟左右,可减轻肿胀。

（4）按骨折固定的方法固定伤处。在肿胀处可用厚布垫包裹,用绷带或三角巾包扎固定时应尽量宽松。

（5）在可能的情况下垫高伤肢,以利于缓解肿胀。

（6）每隔 10 分钟检查一次伤肢远端血液循环,若循环不好,应及时调整包扎。

（7）尽快送伤员到医院检查治疗,必要时呼叫救护车。

（8）不要喂伤员饮食,以免影响可能需要的手术麻醉。

特别提示:受伤后 72 小时内不要热敷受伤部位,以免加重出血和肿胀;72 小时后如果肿胀得到控制,可以热敷,以促进血液循环和伤处的恢复。

扫码看视频

第六节　伤员的搬运方法

一般来说,如果现场环境安全,救护伤员应尽量在现场进行,在救护车到来之前,为挽救生命、防止伤病恶化争取时间。只有在现场环境不安全,或是受局部环境条件限制、无法实施救护时,才可搬运伤员,搬运和护送伤员应根据救护员和伤员的情况,以及现场条件采取安全和适当的措施。

一、搬运护送伤员的目的和原则

（一）搬运护送伤员的目的

1. 使伤员尽快脱离危险区

现场潜在的危险因素如下。

（1）可能发生起火、爆炸或有较浓的烟雾。

（2）有电击伤的可能。

（3）有害物质出现泄漏。

（4）自然灾害可能随时发生。

（5）交通事故现场有过往车辆。

（6）建筑物有倒塌的可能。

（7）环境过冷或过热。

（8）其他未知的危险因素。

2. 改变伤员所处的环境，以利于抢救

现场难以实施救护措施的环境如下。

（1）伤员所处的地点狭窄。

（2）伤员被困在狭小空间内（如汽车车厢内）。

（3）伤员所处位置妨碍对其他伤员进行救护。

（4）需要将伤员运至硬的平面进行心肺复苏。

3. 安全转送医院进一步治疗

将伤员安全转送医院，以助于进一步治疗。

（二）搬运护送伤员的原则

（1）搬运应有利于伤员的安全和进一步救治。

（2）搬运前应做必要的伤病处理（如止血、包扎、固定）。

（3）根据伤员的情况和现场条件选择适当的搬运方法。

（4）搬运前应做必要的准备。

（5）搬运护送过程中应保证伤员安全，防止发生二次损伤。

（6）一旦伤员病情变化，及时采取救护措施。

二、搬运护送方法

常用的搬运方法有徒手搬运法和使用器材搬运法。应根据伤员伤病情况和运送距离远近而选择适当的搬运方法。徒手搬运法适用于伤病较轻、无骨折、转运路程较近的伤员；使用器材搬运法适用于伤病较重、不宜徒手搬运、转运路程较远的伤员。

（一）徒手搬运法

1. 单人徒手搬运法

1）扶行法　适用于搬运单侧下肢有轻伤但没有骨折，两侧或一侧上肢没有受伤，在救护员帮助下能行走的伤员。

（1）救护员站在伤员没有受伤的上肢一侧，将伤员的上肢从救护员颈后绕到肩前。

（2）救护员用一只手抓住放在自己肩前的伤员的手，用另一只手扶住伤员的腰部。

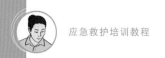

（3）救护员搀扶伤员行走。

特别提示：救护员与伤员的身高不应相差太远。

2）背负法　适用于搬运意识清醒、老弱或年幼、体型较小、体重较轻，两侧上肢没有受伤或仅有轻伤，没有骨折的伤员。

（1）救护员背向伤员蹲下，让伤员将双臂环抱于救护员的胸前，双手紧握。

（2）救护员用双手抓住伤员，慢慢站起，然后前行（图3-52）。

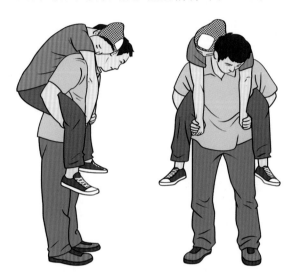

图3-52　背负法图

3）抱持法（手抱法）　适用于搬运年幼体轻、伤病较轻或只有手足部骨折的伤员。

（1）救护员蹲在伤员的一侧，面向伤员。

（2）救护员将一侧手臂放入伤员的大腿下，用另一侧手臂环抱伤员的背部。

（3）将伤员轻轻抱起，然后前行。

4）拖行法　适用于在现场环境危险的情况下，搬运不能行走的伤员。

（1）腋下拖行法。

将伤员的手臂横放于胸前。

救护员的双臂置于伤员的腋下，双手抓紧伤员对侧手臂。

将伤员缓慢向后拖行（图3-53）。

（2）衣服拖行法。

将伤员外衣扣解开，衣服从背后反折，中间段托住颈部和头后部。

救护员抓住垫于伤员头后部的衣服，缓慢向后方拖行（图3-54）。

（3）毛毯拖行法。

将伤员放在毛毯上或用毛毯、被单、被罩等将伤员包裹，救护员拉住毛毯、被单、被罩等缓慢向后拖行（图3-55）。

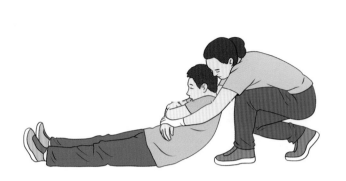
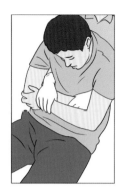

图 3-53　腋下拖行法图

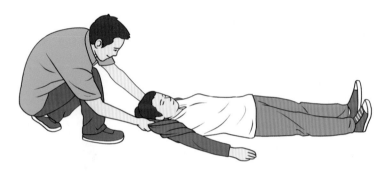

图 3-54　衣服拖行法图

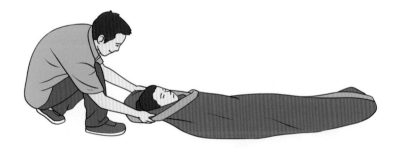

图 3-55　毛毯拖行法图

　　5）爬行法　适用于在空间狭窄或有浓烟的环境下,搬运两侧上肢没有受伤或仅有轻伤的伤员。

　　(1)救护员用布带将伤员双腕捆绑于胸前。

　　(2)救护员骑跨于伤员的躯干两侧,将伤员的双手套在救护员颈部。

　　(3)救护员用双手着地,或用一只手保护伤员头颈部,用另一只手着地。

　　(4)救护员抬头使伤员的头、颈、肩部离开地面,拖带伤员前行(图 3-56)。

　　特别提醒:上述方法不适用于可能有脊柱损伤的伤员。

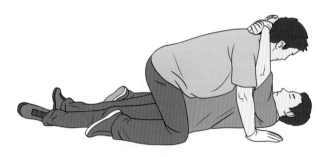

图 3-56　爬行法图

2. 双人徒手搬运法

1）轿杠式　适用于搬运无脊柱、骨盆及大腿骨折，能用双手或一只手抓紧救护员的伤员。

（1）两名救护员面对面各自用左手握住自己的右手腕，再用右手握住对方左手腕。

（2）救护员蹲下，让伤员将两侧上肢分别（或一侧上肢）放到救护员的颈后（或背后），再坐到相互握紧的手上。

（3）两名救护员同时站起，行走时同时迈出外侧的腿，保持步调一致（图 3-57）。

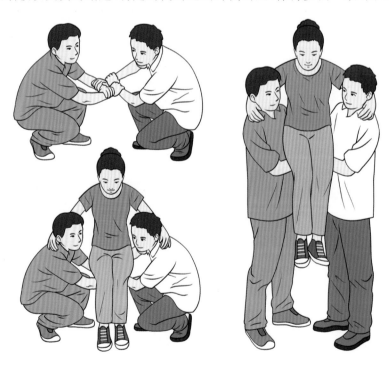

图 3-57　轿杠式图

2）椅托式　适用于搬运无脊柱、骨盆及大腿骨折，清醒但体弱的伤员。

（1）两名救护员面对面各自伸出相对的一只手并互相握紧对方手腕。

（2）救护员蹲下，让伤员坐到相互握紧的两手上，其余两手在伤员背后交叉，抓住伤员的腰带。

（3）两名救护员同时站起，行走时同时迈出外侧的腿，保持步调一致（图3-58）。

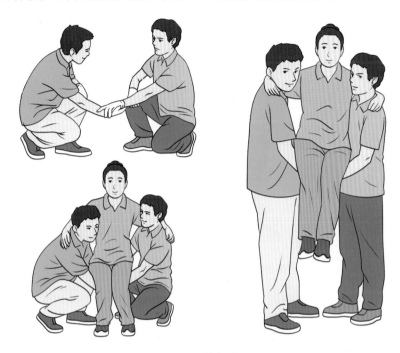

图 3-58　椅托式图

3）拉车式（前后扶持法）　适用于在狭窄地方搬运无上肢、脊柱、骨盆及下肢骨折的伤员，或用于将伤员移上椅子、担架。

（1）扶伤员坐起，将伤员的双臂横放于胸前。

（2）一名救护员在伤员背后蹲下，将双臂从伤员腋下伸到其胸前，双手抓紧伤员的前臂。

（3）另一名救护员在伤员腿旁蹲下，将伤员两足交叉，用双手抓紧伤员的踝部（或用一只手抓紧踝部，腾出另一只手拿急救包）。

（4）两名救护员同时站起，一前一后地行走。

（5）另一名救护员也可蹲在伤员两腿之间，双手抓紧伤员膝关节下方。两名救护员同时站起，一前一后地行走（图3-59）。

4）三人徒手搬运法

（1）三名救护员单膝跪在伤员一侧，分别在肩部、腰部和膝踝部将双手伸到伤员对侧，手掌向上抓住伤员。

（2）由中间的救护员指挥，三人协调动作，同时用力，保持伤员的脊柱为一轴线平稳抬起，放于救护员大腿上。

（3）救护员协调一致将伤员抬起。如将伤员放下，可按相反的顺序进行（图3-60）。

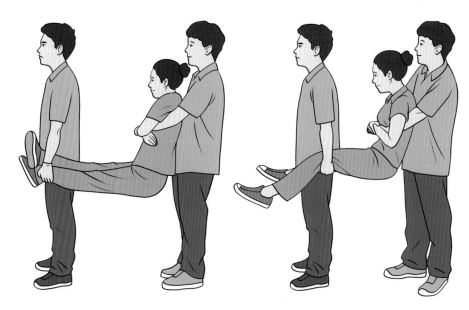

图 3-59　拉车式（前后扶持法）图

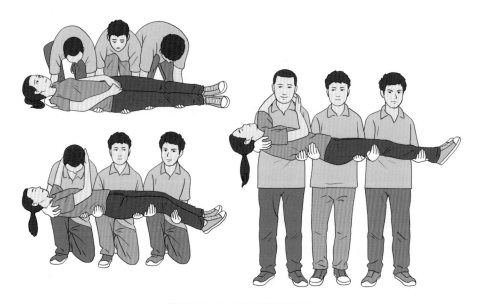

图 3-60　三人徒手搬运法图

（二）使用器材搬运法

担架是运送伤员最常用的工具，担架种类很多。一般情况下，对肢体骨折或怀疑脊柱受伤的伤员都需使用器材搬运法，可使伤员安全，避免加重损伤。

1. 常用器材担架

（1）折叠铲式担架：担架可双侧打开，将伤员铲入担架，常用于脊柱损伤、骨折伤员的

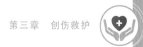

现场搬运。

（2）脊柱板：常用于脊柱损伤、骨折伤员的现场搬运（图3-61）。

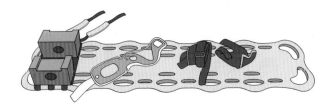

图 3-61　脊柱板图

（3）帆布担架：适用于无脊柱损伤、无骨盆或髋部骨折的伤员。

2. 自制担架

（1）木板担架：可用门板等制作，可用于脊柱损伤、骨折伤员的搬运。

（2）毛毯担架：也可用床单、被罩、雨衣等替代，适用范围同帆布担架。

（三）脊柱（颈椎）损伤伤员的搬运

徒手固定颈部。

1. 四人搬运方法

适用于将脊柱损伤的伤员从担架上抬起或放入担架，以及短距离搬运。

（1）一名救护员单膝跪在伤员的头侧，双手用头部固定方法（头锁）固定头颈部。有条件时使用颈托固定。

（2）其他三名救护员单膝跪在伤员的同一侧，分别在伤员的肩背部、腰臀部和膝踝部将双手伸到伤员的对侧，手掌向上抓住伤员。

（3）由伤员头部的救护员指挥，四人协调动作，同时用力，保持伤员的脊柱为一轴线，平稳抬起。如需将伤员放下，可按相反的顺序进行。

（4）如需短距离搬运伤员，则救护员应将伤员抱至胸部，仍然保持伤员的脊柱为一轴线，然后协调前行（图3-62）。

此方法是在没有颈托的情况下，不得已才采取的措施，应注意避免颈椎、腰椎的二次损伤，尽可能等候专业人员运送。

2. 使用脊柱板（或硬担架）搬运方法

见图3-63。

（四）搬运护送伤员的方法与技巧

（1）救护员人少没有把握时，不可贸然搬动。

（2）所有救护员要听从一人指挥，协同行动。

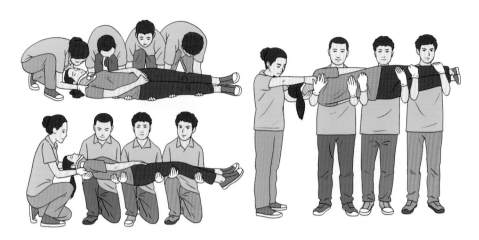

图 3-62　四人搬运法图

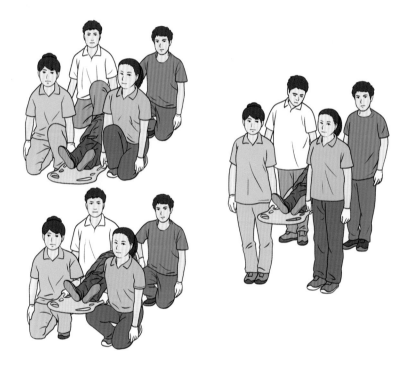

图 3-63　脊柱板搬运伤员图

（3）救护员从下蹲到站起时，头颈和腰背部要挺直，尽量靠近伤员，用大腿的力量站起，不要弯腰，防止腰背部扭伤。

（4）救护员从站立到行走时，脚步要稳，双手抓牢，防止跌倒及滑落伤员。

（五）搬运和护送应注意的事项

（1）需要移动伤员时，应先检查伤员的伤病是否已经得到初步处理，如止血、包扎、骨折固定。

（2）应根据伤员的伤病情况、体重、现场环境和条件、救护员的人数和体力，以及转运路程远近等做出评估，选择适当的搬运护送方法。

（3）怀疑伤员有骨折或脊柱损伤时，不可让伤员尝试行走或使伤员身体弯曲，以免加重损伤。

（4）对脊柱损伤（或怀疑损伤）的伤员要始终保持其脊柱为一轴线，防止脊髓损伤。转运要用硬担架，不可用帆布担架等软担架。

（5）用担架搬运时，必须将伤员固定在担架上，以防途中滑落。一般应头略高于足，发生休克的伤员应足略高于头。行进时伤员头在后，以便观察。

（6）救护员抬担架时要步调一致，上下台阶时要保持担架平稳。

（7）用汽车运送时，伤员和担架都要固定在汽车上，防止起动、刹车时加重损伤。

（8）护送途中应密切观察伤员的神志、呼吸、脉搏以及出血等伤病的变化，如发生紧急情况应立即处理。

第四章

常见急症与意外伤害

第一节　晕厥

　　晕厥俗称昏厥,是指患者突然发生严重的、一过性的脑供血障碍,从而导致的短暂意识丧失。发作时除意识完全丧失外,患者因全身骨骼肌张力降低,不能维持正常姿势而就地摔倒,通常在数十秒后意识恢复。容易发生晕厥的人包括老年人、身体虚弱或体质不好的人、较长时间没进食或进食少的人、长期缺乏运动和锻炼的人、服用降血压药物的人、严重心脏病或其他慢性病的患者。

　　晕厥常是多因素综合作用的结果,但在诸多因素中,某些因素占主导地位。一般可分为反射性晕厥(亦称为神经介导性晕厥或血管迷走性晕厥)、心源性晕厥、脑源性晕厥和代谢性晕厥等,还有部分晕厥无法查到原因。同样是晕厥,有的患者相对安全,甚至不需要做任何治疗就能完全恢复,而有的患者必须立即得到紧急救治并去医院,否则有生命危险。

　　在所有的晕厥中,反射性晕厥的发生率最高,但危险性最小,与反射性晕厥相关的晕厥有直立性低血压晕厥、颈动脉窦性晕厥、咳嗽性晕厥、排尿性晕厥及情境性晕厥(如悲痛、恐惧、打针、看见流血、献血时发生的晕厥等)等。而心源性晕厥的危险性最大,患者有发生猝死的可能,需要立即得到专业急救人员的治疗。

一、急症特点

　　晕厥的特点为突然发生的、迅速的、短暂的、自限性的,并且能够完全恢复的意识丧失,即所谓"来得快,去得快"。患者意识丧失的持续时间多在 30 秒之内。按病程可分为三个阶段。

1. 前期（先兆晕厥）

患者常有头晕、乏力、面色苍白、黑蒙、心悸、出汗、视物模糊等前驱症状。

2. 发作期

患者发生意识丧失、肌张力消失、就地跌倒等，部分患者可有脉搏微弱、血压下降、瞳孔散大和大小便失禁。

3. 恢复期

患者意识恢复，部分患者可有嗜睡、头晕、恶心、胸闷、胸痛、出汗、疲乏等。

二、应急救护原则

从医学专业的角度出发，对不同原因的晕厥采用不同的救治措施，但在现场急救时无法辨明患者是何种晕厥时应采用如下做法。

（1）立即将患者以仰卧位置于平地上，头略放低，松开过紧的衣领和腰带等。

（2）开窗通风，保持室内空气清新。

（3）观察患者的神志、呼吸、脉搏、血压、体温等生命体征，检查患者有无摔伤。

（4）多数晕厥患者都能够迅速缓解，无须紧急救治，但患者清醒后如有下述情况则提示病情严重：大汗淋漓、持续头痛和头晕、恶心、呕吐、胸痛、胸闷、脉搏过快过慢或脉律不整齐、血压严重低于或高于平时。此时应该立即呼叫救护车。此外频繁发作的晕厥以及老年人发生的晕厥，无论何种原因都需要去医院检查和治疗。

（5）由于大部分的晕厥与血容量暂时相对不足有关，故可让患者喝适量的水，对可疑低血糖的患者（如糖尿病患者），可给予含糖饮料及食物。

（6）不要急于让患者站起来，必须要确认患者的意识完全恢复并有能力起来。要先帮助其缓缓坐起，给患者一个适应的过程，以免再次摔倒。

三、注意事项

（1）由于大多数晕厥属于反射性晕厥，因此多数情况下这种晕厥不会导致严重伤害，但要注意防止患者在突发意识丧失时造成的第二次伤害（如摔伤等）。还应注意，在长时间卧位、坐位或蹲位时千万不要猛然起立，尤其是老年人和服用降压药物的人，否则就容易发生晕厥。

（2）心源性晕厥非常危险，多发生于急性心脏缺血及重症心律失常的患者，严重时有发生猝死的可能。因此，对晕厥患者的现场急救重要的内容之一就是对心源性晕厥的甄别。有心血管疾病危险因素（吸烟、高血压、高血脂、糖尿病、长期缺乏运动等）和心脏病

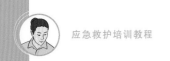

的患者发生晕厥时,要警惕心源性晕厥,此时应立即呼叫 120,并让患者静卧,等待医生到来,千万不要自行送患者去医院,以免发生意外。

(3)脑源性晕厥是由脑部血管功能障碍导致,患者虽然暂时无生命危险,但如果频繁发作(如一天发作 2 次以上或一周发作 3 次以上),常常是急性脑血管病的先兆,故患者仍然需要尽快去医院检查,及时采取干预措施,才能预防脑卒中的发生。

第二节　癫痫

癫痫俗称"羊角风",为突然、短暂、反复发作的综合征,分为部分性发作和全面性发作。

一、急症特点

出现幻视、流口水、两眼上翻、肢体僵硬、突发抽搐、反应迟钝、大小便失禁等。

二、应急救护原则

(1)扶住患者,平放地上,防摔伤。将患者头偏向一侧,清除口腔异物。

(2)将折叠毛巾或衣物垫在患者头下,松开衣服,通风并保持呼吸畅通,如有条件可吸氧。

(3)发作时不可强行在患者牙齿之间或嘴里放任何东西。

(4)对牙关紧闭、抽搐的患者,不要强行撬开,更不可强行按压患者肢体,以防外伤。

(5)不应采取掐人中等方法救治,避免再刺激,发作时间超过 5 分钟立即呼救。

第三节　糖尿病急症

主要表现有多饮、多尿、多食和消瘦(三多一少),糖尿病急症有酮症酸中毒、高血糖高渗状态、低糖血症等。

一、急症特点

1. 酮症酸中毒

头晕、头痛、烦渴、尿多、恶心、呕吐、厌食、乏力、剧烈腹痛、呼气有烂苹果味等。

2. 高血糖高渗状态

多饮多尿、头痛、嗜睡、定向障碍、幻觉、癫痫等。

3. 低糖血症

饥饿、出汗、头痛、焦虑、震颤、痉挛、精神病行为、意识丧失等。

二、应急救护原则

（1）患者安静平卧，保持呼吸畅通，有条件的可测血糖。

（2）在无法判断急症是因为低糖血症还是高糖血症的情况下，都必须鼓励患者进食甜食或糖水，如橙汁等。

（3）出现烦躁不安或无意识者，不可进食或喝水。低糖血症者应迅速就医。

第四节 脑卒中

一、概述

脑卒中又称为中风，是由于脑局部血液循环障碍所导致的神经功能缺损综合征，是引起中老年死亡的主要原因之一。脑卒中可分为出血性卒中和缺血性卒中两大类，前者包括脑出血、蛛网膜下腔出血，后者则包括脑梗死、脑栓塞及短暂性脑缺血发作。大规模的临床试验证实早期干预明显降低病死率并改善预后。

二、急症特点

1. 肢体麻木

突发一侧面部或上下肢麻木，严重者可伴有肢体乏力、步态不稳和摔倒。

2. 运动和语言障碍

常有一侧肢体偏瘫，伴有吐字不清或不能言语。

3. 意识障碍

轻者烦躁不安、意识模糊，严重者可呈昏迷状态。

4. 头痛、呕吐

头痛和呕吐多发生在出血性脑卒中患者中，头痛剧烈程度与病情及疾病种类有关，

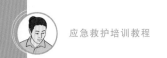

蛛网膜下腔出血者头痛最为剧烈,常伴有喷射性呕吐。

5. 瞳孔

根据病灶的不同,瞳孔表现可有差异,如瞳孔不等大,则要考虑脑疝形成。

三、应急救护原则

(1)能够识别脑卒中的早期迹象,及时呼救紧急医疗服务。

(2)对于有脑卒中症状的患者要安置在一个舒适的位置(半卧位或前倾位),要求患者不要活动,如出现呕吐应将头偏向一侧,防止误吸或气道堵塞。尽量减少不必要的搬动。

(3)保持通风,如有条件可予以吸氧。

(4)观察生命体征,尤其是意识和呼吸,如出现心跳、呼吸停止,应立即进行心肺复苏。

(5)暂时禁止患者进食及进水。

(6)拨打急救电话,送就近医院诊治。

四、注意事项

(1)根据以下警告信号,可以很容易确认脑卒中:①面部、手臂或腿部,尤其身体一侧突然麻木或无力;②头痛伴呕吐;③突发意识错乱或说话、理解困难;④突发单眼或双眼视物困难;⑤突发行走困难、眩晕、失去平衡或协调能力;⑥突发无原因严重头痛。

(2)早期识别短暂性脑缺血发作很重要,可以做到早期治疗,减少脑卒中发生风险。

(3)倒地的患者,注意是否出现外伤等。

(4)搬运患者时应平稳,尽量避免震动,尤其是脑出血者,以免病情加重。

(5)急救时最重要的行动:识别脑卒中征兆,注意开始发作时间,快速寻求专家帮助,意识不清、抽搐、癫痫可能是脑卒中的并发症。

第五节　急性冠脉综合征

一、诱因和表现

急性冠脉综合征是由冠状动脉内斑块破裂造成的,包括心绞痛、心肌梗死。

（一）诱因

急性冠脉综合征的诱因有吸烟、高血压、高血脂、糖尿病、不爱运动、家庭病史，同时有以上 3 项诱因者的患病率是没有同类情况的人的 18 倍。劳累、突然用力、剧烈运动、情绪激动、吸烟、饱餐、寒冷等也是诱因。

（二）主要表现

1. 胸痛

疼痛常为压迫、发闷或紧缩感，一般持续 3～5 分钟，不超过 15 分钟。心绞痛可向心肌梗死发展，休息及舌下含服硝酸甘油能缓解。

2. 胸闷

患者感到憋闷或有压迫感，呼吸急促。

二、应急救护原则

（1）患者立即原地静卧休息，解开衣领、腰带，取任何舒适的体位休息。

（2）如果现场有除颤机应尽快为患者除颤。已经出现心跳、呼吸停止者，应立即进行心肺复苏。

（3）协助患者正确服药，推荐药物：硝酸甘油舌下含服 0.5 毫克 1 片；阿司匹林 300 毫克嚼服；倍他乐克（美托洛尔）25 毫克 1 片，口服。

（4）有条件者可协助患者吸氧。

第六节　细菌性食物中毒

细菌性食物中毒多由进食被细菌污染过的食物而发病，致病菌种类较多，最常见的是沙门菌属引起的中毒，以夏季多见，短时间内可出现大批中毒者。

一、症状

中毒者常在进食后 30 分钟或 2 小时（不超过 24 小时）出现以恶心、呕吐、腹痛、腹泻为主的急性胃肠炎症状。吐食物残渣，大便一日数次。严重者剧烈吐、泻造成脱水、酸中毒、休克、呼吸衰竭而危及生命。

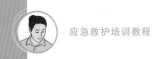

应急救护培训教程

二、应急救护原则

（1）明确所食用中毒食物的种类、进食时间、摄入量。

（2）保护现场，边救护边收集中毒者的呕吐物、剩余有毒食物、排泄物标本。

（3）警惕迟发毒效应，症状轻者要防止毒理效应到达高峰。

（4）及时送医院诊疗。

第七节　中暑

中暑是指人体在高温环境下，水和电解质过多丢失、散热功能衰竭引起的以中枢神经系统和心血管系统功能障碍为主要表现的热损伤性疾病。

高温是发生中暑的根本原因。体内热量不断产生，散热困难；外界高温又作用于人体，体内热量越积越多，加之体温调节中枢发生障碍，身体无法调节，最后引起中暑。

一、症状

中暑根据轻重程度分为三级：先兆中暑、轻度中暑、重度中暑。

1. 先兆中暑

高温高湿环境下出现多汗、口渴、乏力、头晕、头痛、眼花、耳鸣、恶心、胸闷、心悸、注意力不集中，体温正常或略高。

2. 轻度中暑

先兆中暑加重，患者出现面色潮红或苍白、烦躁不安或表情淡漠、恶心呕吐、全身疲乏、心悸、大汗、皮肤湿冷、脉搏细速、血压偏低、动作不协调等，体温升高至 38.5℃左右。

3. 重度中暑

按严重程度可分为热痉挛、热衰竭、热射病。

（1）热痉挛是伴有疼痛的突发肌痉挛，最常影响小腿、手臂、腹部肌肉和背部。

（2）热衰竭是由运动产热、出汗，体液和电解质丢失引起的。症状和体征可能突然出现，包括恶心、头晕、头痛、肌肉痉挛、感觉无力、疲劳和大量出汗。热衰竭是一种严重的疾病，如病情得不到控制，可迅速发展为热射病，危及生命。

（3）热射病包括热衰竭的所有症状体征再加上中枢神经系统症状，包括头晕、昏厥、精神错乱或四肢抽搐。

86

二、应急救护原则

（1）立即将患者转移到阴凉、通风或温度较低的环境（如空调房等）。

（2）口服淡盐水或含盐清凉饮料，还可服用藿香正气水、十滴水、人丹等。

（3）体温升高者，可采用冷敷、擦浴（同时扇风）全身（除胸部）。不断按摩其四肢及躯干。用冰袋冷敷双侧腋下、颈部及腹股沟区等部位。

（4）重症中暑：现场迅速将患者转移到通风良好的低温环境，尽快送往医院救治。

①热痉挛：可饮用果汁、牛奶等，有条件者静脉补充5%葡萄糖或生理盐水。

②热衰竭：及时补足液体容量，防止血压下降。

③热射病：将患者转移到通风良好的低温环境，可给予吸氧；头部降温可采用冰帽，或用装冰块的塑料袋紧贴颈部两侧。

经降温处理后及早启动EMSS，使患者获得专业急救。

第八节　电击伤

电击伤是指一定量的电流通过人体引起的机体损伤和功能障碍。电流对人致命的伤害是引起心室颤动、心搏骤停、呼吸肌麻痹，其中心搏骤停是电击伤后患者立即死亡的主要原因。因而及时、有效的心肺复苏、心脏除颤是抢救成功的关键。

雷击也是一种电击伤形式，其电压可达几千万伏，强大的电流可使人的心跳、呼吸骤停并造成严重烧伤。

一、概述

电流通过人体的方式不同，所造成的伤害也不同，电流通过一侧上肢至另一侧上肢或下肢时，经过胸部，比电流通过一侧下肢至另一侧下肢危险性大；同样，电流通过躯干左侧比通过躯干右侧危险性大。电流对人体的伤害可概括为电流本身、电能转换为热或光效应所造成的伤害。

（一）电流伤（触电）

电流通过心脏，可引起严重的心律失常，从而导致心脏无法排出血液，血液循环中断，心搏骤停。电流对延髓中枢的损害，可造成呼吸中枢的抑制、麻痹，导致呼吸衰竭，呼吸停止。

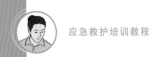

（二）电烧伤

多见于高压(1000 伏以上)电器设备,烧伤程度因电压及接触部位不同而不等,轻者仅为皮肤的损伤,严重者损伤面积大,可深达肌肉、血管、神经、骨骼。

二、症状

（一）全身表现

轻者有惊吓、发麻、心悸、头晕、乏力,一般可自行恢复。重者出现强直性肌肉收缩、昏迷、休克、心室颤动。低压电流可引起心室颤动致心搏骤停;高压电流主要损害呼吸中枢,导致呼吸麻痹、呼吸停止。

（二）局部表现

1. 普通电压触电所致的烧伤

常见于电流进入点与流出点,创面小,直径为 0.5~2 cm,呈椭圆形或圆形,呈焦黄色或灰白色,干燥,边缘整齐,与健康皮肤分界清楚。一般不损伤内脏,致残率低。

2. 高电压所致的烧伤

常有一处进口和多处出口,创面不大,但可深达肌肉、血管、神经甚至骨骼,有"口小底大,外浅内深"的特征。致残率高。高电压触电时应请专业人员处理。

三、应急救护原则

（1）迅速切断电源,或用干木棍、竹竿等不导电物体将电线挑开。电源不明时,不要用手直接接触伤员,在确定伤员不带电的情况下立即救护。

（2）在浴室或潮湿地方,救护员要穿绝缘胶鞋,戴胶皮手套或站在干燥木板上以保护自身安全。

（3）紧急呼救,启动 EMSS。

（4）立即给心搏、呼吸骤停者进行心肺复苏,不要轻易放弃,直到专业医务人员到达现场。有条件者应尽早使用 AED 进行心脏电除颤。

（5）烧伤局部应进行创面的简易包扎,再送医院抢救。

（6）所有电击伤者应该经医学鉴定。

第九节　淹溺

淹溺是指人被淹没在水中并导致呼吸障碍及窒息的状况。淹溺的过程很快,一般
4～6分钟就可因呼吸、心跳停止而死亡。因此,要争分夺秒迅速积极抢救。

一、概述

1. 淹溺致死的原因

大量水、藻、草类、泥沙进入口鼻、气管和肺,阻塞呼吸道,从而引起窒息。恐惧、寒冷
使喉头痉挛、呼吸道梗阻而窒息。

2. 淹溺类型

分淡水淹溺和海水淹溺。

(1)淡水淹溺:由于大量水分进入血液循环,血液被稀释,患者出现低钠、低氯、低蛋
白血症及溶血。溶血的结果使细胞内的钾大量进入血浆,引起高血钾,导致心室纤维性
颤动(室颤),心搏骤停,造成死亡。

(2)海水淹溺:含有高渗氯化钠的液体进入毛细血管,因渗透压的作用致使血中水分
大量进入肺泡腔,造成严重肺水肿,导致心力衰竭,生命丧失。

二、应急救护原则

1. 水中救护

(1)充分做好自我保护。救护员自觉有能力,可跳入水中将落水者救出;如无能力,
千万不要贸然跳入水中,应立即高声呼救。

(2)迅速接近落水者,从其后面靠近,不要被慌乱挣扎中的落水者抓住。

(3)从后面双手托住落水者的头部,两人均采用仰泳姿势(以利于呼吸),将其带至安
全处。

(4)有条件的采用可以漂浮的脊柱板救护落水者,有必要者进行口对口的人工呼吸。

(5)高声呼救,获得帮助,启动 EMSS。

2. 岸上救护

(1)要将淹溺者尽量放置于侧卧位,头部位置能使口鼻自动排出液体,清理口鼻异
物。无须控水,没有任何证据显示水会作为异物阻塞气道。无呼吸、心跳者,立即给予 2

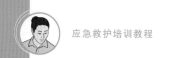

次人工吹气,然后做胸外心脏按压,五个循环后判断复苏效果。

（2）如果有呼吸、心跳,意识不清楚,则应清除口鼻异物,保证呼吸通畅,密切观察呼吸和心跳变化。

（3）如果有呼吸、心跳,意识清楚,则保证呼吸通畅,实施其他救护措施。

（4）若淹溺者自主能力正常,可协助其自行采用催吐方法排出胃内水,催吐有致误吸的风险,救护员应随时观察淹溺者。

（5）不要轻易放弃抢救,特别是在低体温情况下,抢救应坚持到医务人员到达现场。

（6）若应急救护有效,则淹溺者恢复心跳、呼吸,可用干毛巾为淹溺者擦拭全身,自四肢、躯干向心脏方向摩擦,以促进血液循环。

（7）向 EMSS 求救,并进行现场或医院救护。

第五章

突发事件的处理

第一节　爆炸事件

一、避险原则

恐怖事件及其他事故造成的爆炸对人的伤害有直接和间接作用。

（1）爆炸现场首先看到的是火光、闪光，应立即就地卧倒，脚朝向爆炸方向。

（2）躲入坚固的物体后，脸朝下，双眼紧闭，两臂交叉垫额头下，不露皮肤。或者把头埋进随手包、衣服里，紧急蹲在柱子、树后。

（3）选择时机快速逃离现场，受了重伤也应全力挣扎脱离危险。

二、现场应急救护

（1）救护人员首先要在做好自我保护的前提下进行救护，在危险因素消除后，迅速将伤员救护到安全区进行检伤分类。

（2）对各种创伤进行初步处理，对呼吸、心跳停止的伤员实施心肺复苏。

第二节　踩踏事件

人群拥挤，场面混乱，跌倒的人没能及时爬起，被人踩压造成踩踏事件。避险原则如下。

（1）参加大型活动时，先观察该活动区域的地形，尽量远离不安全区域，尽量跟随客流有序行进，不走未知的捷径。要提前观察好安全通道、应急出口的位置，在活动即将散场时提前离场，或者在自己的座位上耐心等待，随时做好疏散准备。

（2）对撤离方向和最近的出口要心里有数。注意看台都有一定的坡度，遇现场骚乱时不要推挤，更不要着急翻越栏杆，以免栏杆被挤折而伤及自身。

（3）发生骚乱时听从指挥有序撤离，不可停留看热闹。应避免来回跑动、找人。要迅

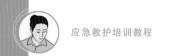

速、有序地向自己所在的安全出口移动。自觉遵守现场规定,遇到少数人起哄、煽动闹事等情况,不要盲目跟从。

(4)发现人群涌来时,要快速躲避一边,或紧靠墙边等人群过去,无处可躲时即刻顺人流方向走。切勿逆着人流行进或抄近路。

(5)防止贵重物品被挤掉,不可弯腰提鞋、系鞋带或拾物。

(6)发现前面的人突然摔倒,不可即停,尽快绕行,跟行的人发现你避开也会本能躲避,使得跌倒的人获得爬起的机会。

(7)混乱情况下要想办法站稳、扶好。被人群拥裹前行时,互握手臂向前撑开,护住面部确保呼吸。

(8)万一被挤倒在地,身体缩成球状,双手护头,防止伤到面部和腹部,有机会应靠近墙边或支撑物下,力争尽快站起来。

第三节　化学毒剂事件

"化学恐怖"已经成为国际安全的现实威胁。化学毒剂伤害一般是指有毒有害的化学品对人体的伤害。应用于化学恐怖的有毒有害的化学品,具有易生产、成本低、使用方便、时间可控、有效期长、难以监测等特点,它可以造成严重后果。

(1)尽可能戴防毒面具、防毒口罩,及时切断泄漏的毒气。采取"一戴二隔三救出"的防护方式进行救护,将中毒者移到污染区上风或偏风方向,避免继续吸入毒气。

(2)立即在最短时间内,利用就近地形、地物。可用湿毛巾捂住口鼻撤离染毒区,保护头面部,尽量不让皮肤外露,防护好眼睛、呼吸道、消化道、皮肤等。

(3)皮肤、眼、鼻、口腔黏膜染毒时,要用大量清水冲洗,不可用手揉搓眼、鼻,在现场不要喝水。

PEFERENCES
参考文献

［1］ 骆钢强,周慧.中小学生意外伤害自防自救［M］.武汉:武汉出版社,2002.

［2］ 骆钢强.危害应急手册［M］. 武汉:湖北少年儿童出版社,2006.

［3］ 中国红十字会总会.学生安全救护读本［M］.北京:社会科学文献出版社,2009.

［4］ 中国红十字会总会. 救护员［M］.北京:人民卫生出版社,2015.

［5］ 郭庆山,张连阳.灾难环境中开放性损伤的救治技术规范［J］.中华灾害救援医学,
2015,3(6):312-314.